应急救护培训

《应急救护培训》编写组 / 编

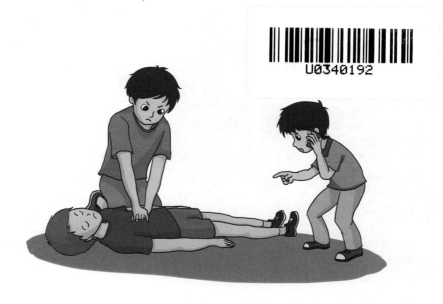

U0340192

电子科技大学出版社
University of Electronic Science and Technology of China Press

图书在版编目(CIP)数据

应急救护培训 /《应急救护培训》编写组编. -- 成都：电子科技大学出版社，2019.9
ISBN 978-7-5647-6924-6

Ⅰ.①应⋯ Ⅱ.①应⋯ Ⅲ.①急救 – 技术培训 – 教材
Ⅳ.①R459.7

中国版本图书馆 CIP 数据核字（2019）第 079431 号

应急救护培训

《应急救护培训》 编写组/编

策划编辑　周清芳
责任编辑　周清芳

出版发行　电子科技大学出版社
　　　　　成都市一环路东一段 159 号电子信息产业大厦九楼　邮编　610051
主　　页　www.uestcp.com.cn
服务电话　028-83203399
邮购电话　028-83201495

印　　刷　重庆川康印务有限公司
成品尺寸　185mm×260mm
印　　张　12
字　　数　200 千字
版　　次　2019 年 9 月第一版
印　　次　2019 年 9 月第一次印刷
书　　号　ISBN 978-7-5647-6924-6
定　　价　38.00 元

应急救护培训编委会

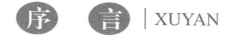

序　言 | XUYAN

珍爱生命

当今时代，经济社会发展日新月异，人民群众生活水平不断提高，社会和谐、人民安康已成为人类共同的目标和追求。然而，世界不是一帆风顺的，各种自然灾害、安全事故、突发事件时有发生，威胁着人民群众的生命安全和身体健康。

做好灾害事故应对工作，保护人民群众生命健康安全，是政府义不容辞的责任。对于个人来说，及时有效地做好应急救护和自救互救工作，不仅直接关系着个人安全和家庭幸福，还关系着社会的和谐稳定，也体现出一个国家和城市文明程度与发展水平。

"一个聪明的民族，在灾难和错误中学到的东西会比平时多得多。"这是恩格斯的一句名言。一个民族是否为聪明的民族，其衡量标准就在于是否具备强大的学习能力，是否能在面对灾难时冷静有效地加以应对。目前的科学和认知水平，没有人能准确地预知灾害事故何时发生，但事前做好应急准备就能最大限度地减少损失。因此，我们每一个人都应该未雨绸缪，学习和掌握一些应对自然灾害、交通事故、意外伤害等灾难发生时的急救方法，让伤害降到最低。

应急救护技能除了在灾害出现时有其重要作用外，在平时的疾病突发时也有其重要作用。如遇亲人发生各种意外，或者突发心脏病、冠心病、气道阻塞等疾病的时候，我们利用所学过的急救知识，就能够立即开展现场救护，让其转危为安，为延续生命赢得宝贵的时间。

不论是灾害事故还是突发疾病，一旦发生，除了打急救电话外，更重要的是在急救人员到来之前，实施自救互救，充分利用"黄金时间"抢救生命。反之，因为不会救或不敢救而坐失急救良机，致使伤病员留下重症残疾甚至在等待中死去，将追悔莫及、抱憾终身！

人人学急救，急救为人人。学习应急救护知识，掌握应急救护技能，懂得自救与互救方法，已经成为新时代每个公民"人人学、人人会、人人爱"的基本生存技能。

我相信，通过开展全民应急救护技能培训的学习活动，可以让每一个人都了解最基本的应急救护知识，学会简单的现场急救方法，当危难来临时，就会挺身而出，勇于担当起生命的"保护神"！

最后，祝愿我们每一个人：一生平安、健康幸福！

重庆市应急管理局副局长 何建平

2019年9月·重庆

MULU | 目　　录

第一单元　应急管理概述

第二单元　应急救护概念

目 录 | MULU

第三单元　应急救护技术和技能

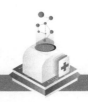

第四单元　家庭急救

第五单元　气象与地质灾害的应对

第六单元　火灾自救求生

目 录 | MULU

第七单元　突发事件自救求生

第八单元　道路交通事故自救互救

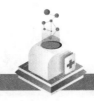

第九单元　常见疾病的应对

第十单元　意外伤害的应对

第一单元

应急管理概述

一、《中华人民共和国突发事件应对法》颁布

《中华人民共和国突发事件应对法》由第十届全国人民代表大会常务委员会第二十九次会议于2007年8月30日通过，自2007年11月1日起施行。《中华人民共和国突发事件应对法》共7章70条，是一部规范突发事件应对活动的基本原则和预防与应急准备、监测与预警、应急处置与救援、事后恢复与重建等内容的重要法律，对于预防和减少突发事件的发生，控制、减轻和消除突发事件引起的严重社会危害，保护人民生命财产安全，维护国家安全、公共安全、环境安全和社会秩序，具有重要意义。

二、应急管理工作的地位和作用

加强应急管理，提高预防和处置突发公共事件的能力，是关系国家经济社会发展全局和人民群众生命财产安全的大事；是构建社会主义和谐社会的重要内容；是坚持以人为本、执政为民的重要体现；是全面履行政府职能，进一步提高行政能力的重要方面。通过加强应急管理，建立健全社会预警机制、突发公共事件应急机制和社会动员机制，可以最大限度地预防和减少突发公共事件及其造成的损害，保障公众的生命财产安全，维护国家安全和社会稳定，促进经济社会全面、协调、可持续发展。

三、应急管理工作的内容

应急管理是指政府及其有关部门在突发事件的事前预防、事发应对、事中处置和善后管理过程中，通过建立必要的应对机制，采取一系列必要措施，保障公众生命财产安全，促进社会和谐健康发展的有关活动。

应急管理既是对突发事件的全过程管理，并根据突发事件的预防、预警、发生和善后四个发展阶段，分为预防与应急准备、监测与预警、应急处置与救援、事后恢复与重建四个过程；又是一个动态管理，包括预防、预警、响应和恢复四个阶段，均体现在管理突发事件的各个阶段；还是一个完整的系统工程，可以概括为"一案三制"，即突发事件应急预案（"一案"），应急机制、体制和法制（"三制"）。

四、突发事件

突发事件是指突然发生，并造成或者可能造成严重社会危害，需要采取应急处置措施予以应对的自然灾害、事故灾害、公共卫生事件和社会安全事件。

1. 自然灾害：主要包括水旱灾害、气象灾害、地震灾害、地质灾害、生物灾害和森林火灾等。

2. 事故灾难：主要包括工矿商贸企业事故、交通运输事故、公共设施和设备事故、核辐射事故、环境污染事故和生态破坏事故等。

3. 公共卫生事件：主要包括传染病疫情、群体性不明原因疾病、食品安全、职业危害、动物疫情以及其他严重影响公共健康和生命的公共事件。

4. 社会安全事件：主要包括恐怖袭击事件类、民族宗教事件、经济安全事件、涉外事件、群起性事件以及其他刑事案件等。

五、应急管理组织体系的组建原则

《中华人民共和国突发事件应对法》规定："国家建立统一领导、综合协调、分类管理、分级负责、属地管理为主的应急管理体制。"目前,我国按照权责分明、组织健全、运行灵活、统一高效的原则,基本构建了由中央、省、市、县四级政府应急管理机构构成的应急管理组织体系。

六、应急预案及其分类

应急预案是应对突发事件的原则性方案,它提供了突发事件处置的基本规则,是突发事件应急响应的操作指南。突发事件应急预案体系由总体应急预案、专项应急预案、部门应急预案、地方应急预案、企事业单位应急预案、重大活动应急预案等六大类构成。

七、应急管理中政府的责任及公众的权利和义务

在应急管理中,政府应动员一切必要的社会资源应对突发事件;应保护包括经济安全、生态安全、能源安全等在内的国家安全;应维护社会稳定和公众利益;应公开应急管理信息;应保证公众的知情权;应降低社会危害;应开展危机教育,体现政府人文关怀。

在应急管理中,公众享有宪法和法律规定的基本公民权、知情权、监督权、紧急救助请求权、复议申请或提起行政诉讼权、补偿请求权等权利;并有参与和协助政府开展突发事件应急处置的义务。

八、安全疏散通道

安全疏散通道是引导人们向安全区域撤离的专用通道。一旦发生突发事件,应通过警报系统,并根据指引,就近选择安全疏散通道撤离。

为确保安全撤离危险区域,建筑物应设置必要的安全疏散通道设施,如太平门、疏散楼梯、天桥、逃生孔以及疏散保护区域等;应事先制订疏散计划,研究疏散方案和疏散路线,如撤离时途经的门、走道、楼梯等;应确定建筑物内某点

至安全出口的时间和距离，如商场的营业厅由厅内任何一点至最近疏散出口的直线距离不宜超过20米；计算疏散流量和全部人员撤出危险区域的疏散时间，保证走道和楼梯等的通行能力，如楼梯的总宽度应按每通过人数100人不小于1米计算，且规定有最小净宽，如医院的疏散楼梯宽度不小于1.3米，住宅的为1.1米，还必须设置指示人们疏散、离开危险区的视听信号。

九、安置场所

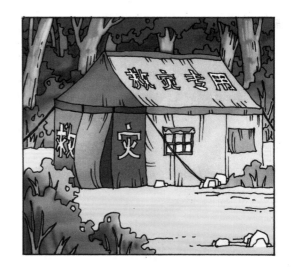

● 受灾地区人民政府应当在确保安全的前提下，采取就地安置与异地安置、政府安置与自行安置相结合的方式，对受灾人员进行过渡性安置。

● 就地安置应当选择在交通便利、便于恢复生产和生活的地点，并避开可能发生次生自然灾害的区域，尽量不占用或者少占用耕地。

● 受灾地区人民政府应当鼓励并组织受灾群众自救互救，恢复重建。

● 在安置中，无论是就地安置，还是异地安置，当地政府都要做好安置点的管理，尽早重建临时社区，切实加强防火、防疫等工作，确保安置点的安全、卫生。

● 交通便利作为过渡性安置点选取的基本原则，有利于受灾人员恢复生产、生活所需物资的运输，为群众生产自救创造了条件。同时，便利的生产和生活地点也可以最大限度地节约成本，取得事半功倍的效果。在过渡性安置工作中，要十分注重加强耕地的保护，尽量选择占用废弃地，不占用或少占用耕地。如果确需占用少量耕地的，要按照国家和地方政府有关规定报批，在施工过程中也要为将来恢复打好基础。

十、避难场所

灾害避难场所是为应对突发性自然灾害或事故灾难等的一项灾民安置措施，用于临时、灾时以及灾后人员疏散和避难。避难场所应具有一定规模的应急避难生活服务设施、避难场地和按应急避难防灾要求新建或加固的建筑。

● 选址。避难场所应选择在宽阔的空地，并方便集合周围的人，如公园、绿地、广场、体育场、停车场、学校操场或其他空地；要避开地质灾害多发的地段，优先选择易于搭建临时帐篷和易于进行救灾活动的安全地域，要为避难场所创造良好的防火、治安、卫生和防疫条件，使其不易受到次生灾害的影响。

● 配套设施和功能布局。避难场所应有临时用水、排污、消防、供电照明设施以及临时厕所等应急设备，有条件的话还应设置避难人员的栖身场所、生活必需品与药品储备库、应急通信设施与广播、医疗设施等。应急避难场所应有两个以上的进出口，便于进出。车辆与行人的进出口应尽可能分开。

● 避难场所，应按不同人群的要求进行不同的设计，如成人和孩子，并针对老弱病残等弱势群体的特殊要求进行各种无障碍设计；应有明确的应急指示标牌、疏散路径，在避难场所、关键路口等应设置醒目的安全应急标志，帮助居民快速找到避难场所。

十一、预警信号

依据突发事件即将造成的危害程度、发展情况和紧迫性等因素，可将预警信号由低到高划分为：一般（Ⅳ）、较重（Ⅲ）、严重（Ⅱ）、特别严重（Ⅰ）四个预警级别，并依次采用蓝色、黄色、橙色和红色来加以表示。

1. **蓝色等级（Ⅳ级）**：预计将要发生一般（Ⅳ级）以上突发事件，事件即将临近，事态可能会扩大。

2. **黄色等级（Ⅲ级）**：预计将要发生较大（Ⅲ级）以上突发事件，事件即将临近，事态有扩大的趋势。

3. **橙色等级（Ⅱ级）**：预计将要发生重大（Ⅱ级）以上突发事件，事件即将发生，事态正在逐步扩大。

4. **红色等级（Ⅰ级）**：预计将要发生特别严重（Ⅰ级）以上突发事件，事件会随时发生，事态正在不断蔓延。

十二、求救信号

1. 火光信号

● 燃放三堆火焰。

● 火堆摆成三角形，每堆之间间隔相等。

● 保持燃料干燥，随时点燃求助。

● 尽量选择在开阔地带点火。

2. 浓烟信号

● 在火堆中添加绿草、树叶、苔藓或蕨类植物产生浓烟。

● 潮湿的树枝、草席、坐垫可熏烧更长时间。

3. 旗语信号

● 将一面旗子或一块色泽亮艳的布料系在木棒上挥动。

● 左侧长画，右侧短画，做"8"字形运动。

4. 声音信号

● 三声短，三声长，再三声短。间隔1分钟后重复。

5. 反光信号

● 利用镜子、罐头盖、玻璃、金属片等反射光线。

● 持续的反射将产生一条长线和一个圆点，引人注目。

6. 信息信号

● 将碎石或树枝摆成箭头形，指示方向。

● 用两根交叉的木棒或石头表明此路不通。

● 用三块石头、木棒平行竖立摆放表示危险或紧急。

7.国际求救信号

● 世界通用求救信号是：SOS

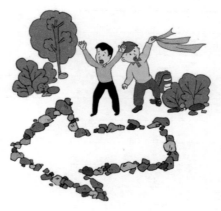

思考练习题

1. 应急管理工作有何重要意义？
2. 突发事件有什么危害性？它是如何分类的？
3. 应急预案是如何分类的？怎样制订应急预案？
4. 公众在应急管理中有哪些权利和义务？
5. 应急避难场所的功能有哪些？
6. 预警信号有哪些？
7. 求救信号有哪些？

培训笔记

_____

_____

_____

_____

_____

_____

第二单元

应急救护概念

一、救护的传统概念

　　传统的救护概念通常是把抢救危重急病症、意外伤害的希望完全寄托在医院和医务人员身上，而社会公众对现场救护的重要性和可实施性缺乏必要的认识，也缺乏建立和完善由多种专业救护人员与机构协同救护的机制，更没有为危急重症伤病员提供院前急救医疗服务（EMS）的思想和意识，往往在事故现场只做简单照顾处理，匆匆忙忙将伤病员送往医院，由医生抢救治疗。其结果易导致伤病员得不到及时救治，当医务人员到达时，丧失了"救命的黄金时刻"，以致抢救无效而死亡，或因伤后抢救不及时造成重度伤残。

　　处在生死危急关头的伤病员，如果能抓住这几分钟、十几分钟的抢救时间进行急救，就有可能让伤病员起死回生。这宝贵的时间被称为"救命的黄金时刻"。

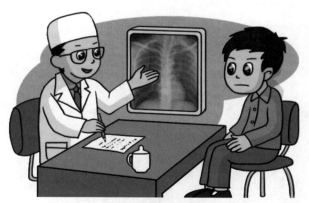

传统救护概念中，医生等待病人就诊

二、现代救护的新概念

随着现代社会的飞速发展，各种突发公共事件、交通事故、灾害事故，以及人们的心脑血管急症、严重创伤、急性中毒等突发事件逐年增多，人们对突发事件的应急处理和现场救护更加迫切。积极向广大人民群众普及现代救护理念和技能，已成为各级政府、应急管理部门、急救培训机构共同关注的热点问题。

据世界卫生组织统计：意外伤害发生后伤员各时段的死亡率主要在现场占50%，在救护车送达期间和在医院内死亡分别占30%和20%。这说明，在专业急救人员到来之前，由应急救护员（第一目击者，经过短期培训的救护员）自愿为伤病员提供初级的、现场的紧急人道救护行为，是降低和减少意外伤害中伤残和死亡率的重要环节。

针对急、危、重症及意外伤害，向公众普及急救与护理知识，让广大市民参与救护培训，掌握基本的救护知识和技能，成为"第一目击者"，以便在事发现场及时、有效地开展自救与互救，从而达到"挽救生命、减轻伤残"的目的，为人民群众的健康生活、安全生产、社会稳定提供必要的保障。这一救护观念已成为现代救护的新概念。

急救培训口号：急救培训，挽救生命。

急救培训宗旨：人人学急救，急救为人人。

急救培训目的：学习应急救护知识，掌握应急救护的基本技能；为挽救自己和他人生命、减少伤残、减轻疼痛赢得宝贵时间。

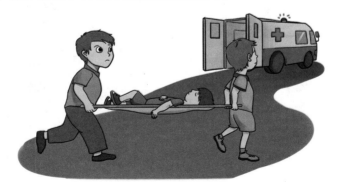

完善的医疗服务体系，为现代救护奠定了良好的基础

三、急救的定义

急救就是指当有任何意外或急病发生时，施救者在医护人员到达前，按医学护理的原则，利用现场适用物资临时及适当地为伤病者进行的初步救援及护理，然后从速送往医院。

四、急救的目的

急救的目的是确保生命安全，控制伤病情况的变化，促进康复。

五、急救的基本措施

1. 保持呼吸道的通畅（排除堵塞呼吸道、口腔、鼻腔的食物）。
2. 迅速止血（熟练掌握止血方法，迅速止血）。
3. 恢复呼吸与心跳（对呼吸和心跳停止的伤病员要立即施行心肺复苏术）。
4. 清除、远离有害物或毒物（对已进入体内的有害物或毒物要在伤处近心端结扎，以免扩散）。
5. 保持适当的姿势与良好的情绪（不让伤病员观看伤处）。
6. 尽量减少异物接触伤口，以降低感染机会。
7. 注意体温变化，让伤病员尽量保持适当的体温。
8. 尽快拨打120急救电话，请专业人员进行急救。

六、急救的黄金时间

急救的黄金时间就是指在发病现场，如家庭、马路、工作场所及其他医院外的种种环境中，最初的几分钟、十几分钟，是抢救危重伤病员最重要的时间。据研究，人的心跳、呼吸骤停后，1分钟内急救存活率为89%；4分钟内急救，存活率为46%；6分钟内为10%；10分钟后近乎为0。同时，复苏时间越长，脑缺氧越严重，后遗症也越严重。4~6分钟为救命的黄金时间，医学上称之为

"救命的黄金时刻"。

　　在此时间内，抢救及时、正确，生命就有可能被挽救。反之，则生命丧失或病情加重。

　　现场及时正确的救护，可以为入院后的救治创造条件，能最大限度地挽救伤病员的生命，减轻伤残。

　　依据救命的黄金时刻，世界卫生组织呼吁："善待生命——预防意外伤亡和暴力。"

　　现代救护特点：立足现场抢救，强调在事发现场对病人实施及时、先进、有效的初步救护。

七、第一目击者

　　第一目击者是指当伤病员呼吸和心脏骤停等危急症和意外伤害发生时，现场第一个对其采取应急救护行动的人。这个人是伤病员身边的任何人，包括亲属、同事、同学、现场群众等。他们平时参加过应急救护培训，在事发现场能利用所学的救护知识、技能救助伤病员。

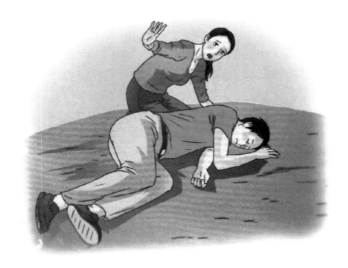

发现有人昏倒在地，第一目击者应施予援助

八、生存链

生存链是近些年来国际上认可的急救专用名词。美国心脏病学会最早于1992年10月在《美国医学杂志》上正式使用"生存链"词。它是针对现代社区、生活模式而提出的以现场"第一反应者"开始，从专业急救人员到达进行抢救的一个系列而组成的"链"，是院前急救的主要内容。2015年，美国心肺复苏指南已把生存链分为院内心脏骤停生存链与院外心脏骤停生存链。心肺复苏成功的关键——生存链，包括5个环节。

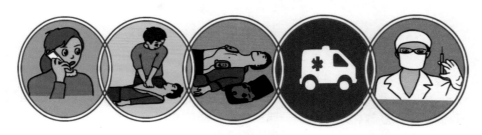

生存链的五个环节

1. 院外心脏骤停生存链的五个环节

第一环节：早期识别和启动应急系统。

高声呼救、拨打120急救电话，向急救中心工作人员说明以下情况：

● 事发现场的确切地点。

● 病人最危重的情况，如昏倒、呼吸困难、大出血等。

● 灾害事故、突发事件时，说明伤害的性质、严重程度、伤病员人数。

● 现场所采取的救护措施。

● 求助人的姓名与电话号码；伤病员姓名、性别、年龄及电话号码。

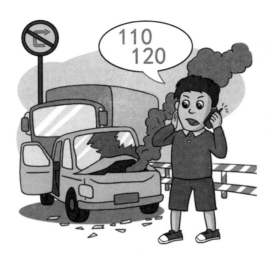

发生车祸立即拨打急救电话

第二环节：即时高质量心肺复苏。

心跳和呼吸骤停后由"第一目击者"实施的早期CPR是专业人员到达前最好的救护措施。复苏启动越早，存活率越高。心跳和呼吸骤停后立即行心肺复苏术（cardiopulmonary resuscitation，CPR）的效果最好。心跳和呼吸骤停后复苏启动时间延迟与患者不良预后的关系，如表2-1所示。

表2-1　心跳和呼吸骤停后复苏启动时间与患者预后的关系

复苏启动时间	存活率
1分钟内	高于89%
4分钟内	46%
4～6分钟内	10%
6分钟后	4%
10分钟后	0

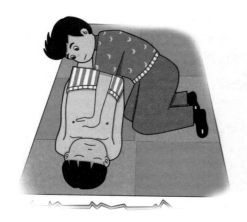

胸外心脏按压

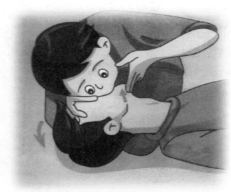

人工呼吸

第三环节：早期心脏除颤。

本环节是最容易促进生存的环节。自动体外除颤器（AED）是近年来国际急救界最为推崇、重视的急救器械。其操作按语音提示，只需十几分钟就能被医学专业人士所掌握。其作用是使强大的电流在极短的一瞬间通过心脏，除去杂乱无章的、快速的、每分钟数百次的颤动，从而使心脏恢复节律性舒缩。

1分钟内除颤，生存率为70%～90%；

5分钟内除颤，生存率为50%；

7分钟内除颤，生存率为30%；

9～11分钟内除颤，生存率为10%；

12分钟后除颤，生存率为2%～5%。

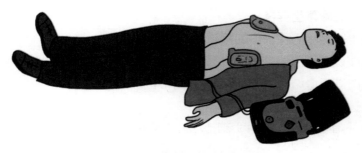

有老人的家庭可配置一台除颤器

第四环节：基础及高级急救医疗服务：入院前进行分诊和转诊。

第五环节：高级生命支持和心脏骤停的后续综合治疗。

第四、五环节是医学专业人士所采取的急救措施，包括药物治疗、气管插管、气管切开、应用呼吸机等，不属于"第一目击者"和救护员学习和掌握的范畴，本书不予介绍。

生存链环环相扣，任何一个环节进行得及时充分，急救效果就越好，生命才能得到挽救。

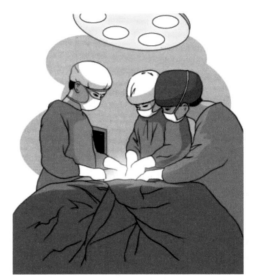

高级生命支持，心脏骤停的后续治疗

2. 院内心脏骤停生存链

（1）心电监测和心脏骤停的预防；

（2）早期识别和启动应急反应系统；

（3）即时高质量心肺复苏：强调有效胸外按压；

（4）快速除颤：AED；

（5）早开始有效的高级生命支持和心脏骤停的后续综合治疗：多学科合作，直到出院和康复。

此部分属于医学专业人士采取的急救措施，本书不予介绍。

九、救护员

救护员是指在人的生命财产受到自然灾害、突发事件，如风灾、水灾、地震等灾害威胁的情况下，从事救助他人、引导群众开展自救和互救活动，以减少人员和财产损失的人员。

救护员的任务是在紧急情况下组织及时有效的应急救援，实施事故现场救护，最大限度地降低人员伤亡和财产损失。据世界卫生组织的统计，各类事故即刻死亡（数秒～数分）占50％，早期死亡（2～3小时）占30％，后期死亡（伤后数周内）只占20％。同时，即刻死亡的病例87.7％发生在事故现场。大力培训救护员，事发时就能在第一时间及时进行救护，及时挽救人的生命。无论是机关干部、还是企业员工，都应该学习应急救护，特别是高风险行业从业人员更要掌握紧急救助技能，这是对他人和自己的生命负责。

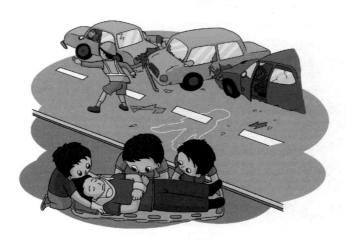

人人争当救护员，关键时刻救人一命

另外，随着市场经济的发展，原来在灾难发生时，只依靠专业队伍和政府全力救助的局面，应逐渐过渡到由政府、企业共同承担，这就要求培养和建立一大批受过专门训练、具有一定技能的志愿者应急救援队伍，来满足应急工作的需求。

从我国的实际情况来看，救护员既属于志愿者的一种，也可以成为实行国家认证的具有救助资质的一种职业。救护员应主要来自各单位或社区的基层人员或职工队伍，具备紧急救援的技能，当所在岗位、企业或社会发生突发事件时，能够承担起紧急救助的责任和义务。

救护员的工作重点主要是，在发生紧急情况后，作为第一目击者可以及时在第一时间施救，及时处理事故现场，协助指挥尽快疏散人员，为挽救受伤人员的生命赢得宝贵的时间。比如，当事故现场出现猝死或骨折大出血等伤员时，救护员能及时施救，做人工呼吸、正确地止血包扎及适宜地进行骨折固定，这不仅可挽救伤员的生命，也能为下一步的治疗创造条件。有很多救援不力导致不良后果的事件，都是由于事发现场人员不具备基本应急能力而未及时施救，延误了抢救的最佳时机。

救护员还应承担社会责任，如在社会上遇到需要救助的人，无论何时何地，只要需要救助，救护员同样有责任和义务施救。至于重大自然灾害和突发事件，在政府的统一领导和指挥下，救护员是专业救援队伍的重要补充，可以作为救援队伍的一部分参与其中。

归纳起来，应急救护员的基本职责是：

● 迅速稳妥地判断整个情况，及时寻求专业帮助。
● 保护伤者和其他在场者，尽可能消除潜在的危险。
● 尽自己所能判断伤者的伤情和病情。
● 尽早给伤者进行适当治疗，从最严重的伤者开始。
● 安排伤者去医院或回家。
● 陪伴伤者直到专业医疗人员的到来。
● 向专业医疗人员介绍情况，如果需要应提供进一步帮助。
● 尽可能防止与伤者交叉感染。

十、个人防护意识

首先要保障自身的安全，做到"救人不舍己"。在不能消除潜在危险的情况下，尽量确保伤病员与自身的距离。要清楚自身能力的极限，不要试图强行参与，以免使伤病员及自身陷入险境。承认自己不具备（或尚不完全具备）必要的能力是明智和勇敢的行为，决不要迫使他人接受超出其承受能力的风险，避免被伤病员身上或现场的锐器刺伤，尽可能使用呼吸面罩、呼吸膜、手套、口罩、防化服等。

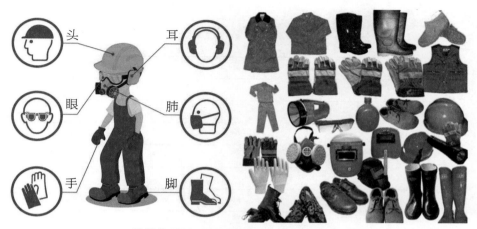

抢救伤员时，尽可能做好个人防护措施

处理有严重出血（如动脉破裂出血）的伤病员时，应该尽量戴上眼罩，以免血液溅入救护员眼内。处理完伤病员后，使用肥皂水清洁双手，并清洗和消毒急救用品。

十一、人文关怀意识

在过去，人们仅仅注重伤病员躯体上的痛苦，并没有太多关注伤病员心理上的痛楚和感受。

而现代救护强调，在救死扶伤的同时也要时刻体现人文方面的关怀。在人文关怀意识下，一个眼神、一句话、一个细微的动作本身就是一剂良药。

思考练习题

1. 传统救护概念与现代救护新概念有什么区别？
2. 急救的黄金时间是多少？
3. 应急救护的五个环节有什么重要意义？
4. 第一目击者要做好哪些救助工作？
5. 救护员有哪些职责？

培训笔记

第三单元

应急救护技术和技能

一、徒手心肺复苏

复苏——恢复正常的生命活动。一切为了挽救生命而采取的医疗措施，都属于复苏的范畴。心肺复苏（CPR）是针对呼吸、心脏骤停的伤病员采用的最初急救措施，是对伤病员"基础生命支持"（BSL）的技术，即以人工呼吸代替伤病员的自主呼吸，以胸外心脏按压代替伤病员的自主心搏。

（一）心肺复苏的意义

1. 对心脏性猝死和溺水、触电、中毒、创伤等引起的心跳和呼吸骤停，及时正确地实施CPR，对挽救伤病员的生命既是可能的也是现场救护所必需的。

2. 在常温下，脑的血液循环完全停止3秒钟就会感到头昏，10～20秒钟可发生昏迷，30～40秒钟瞳孔散大，1分钟呼吸停止，4～6分钟脑组织就可发生不可逆的损害。因此，在发生呼吸、心脏骤停的4分钟以内（越早越好）进行正确、有效的初期复苏，可以给伤病员机体的重要组织器官（尤其是脑组织）提供一定量的血液和氧气供应，以维持基础生命支持，为进一步接受正规医疗机构的复苏、救治赢得宝贵时间，对于降低呼吸、心脏骤停伤病员的院外死亡率，提高医治成功率以及减少严重后遗症的发生和减轻后遗症的程度均具有重要的医学价值和社会意义。

3. 心跳和呼吸突然停止，全身重要脏器发生缺血缺氧，脑缺血缺氧时间超过4～6分钟，脑组织将发生不可逆的损害。因此，在4～6分钟内，最好在4分钟内行心肺复苏术，在畅通气道下用人工呼吸补充氧气，用胸外心脏按压使带有氧气的血液到达脑和重要脏器，是维护生命的重要手段。

4.心肺复苏的意义不仅能使心肺功能得到恢复，更重要的是恢复了脑功能。

案例

小伙心脏骤停，心肺复苏1小时终于获救

　　2016年6月的一天下午，重庆某房地产公司19岁的小伙子小张，在上班时突然心脏骤停昏厥倒在地上。幸好单位的一名同事曾参加过应急救护培训，当即蹲下来对他进行胸外按压和人工呼吸。10分钟后，救护车赶到现场，医护人员继续对他进行了1个多小时不间断的心肺复苏，终于把他从死亡线上救了回来。小伙子心脏骤停后实施心肺复苏1小时，抢救成功！事后，参与抢救的医生称赞那个同事说："谢谢你，要不是你及时对他进行心肺复苏，否则我们也救不了他的命。"

（二）呼吸和心脏骤停的原因

1.呼吸骤停

　　引起呼吸骤停的主要原因有：溺水、卒中、气道异物梗阻、吸入烟雾、药物过量、电击伤、窒息、创伤以及各种原因引起的昏迷。原发性呼吸停止时，几分钟内心脏可继续将氧和血液送到脑和其他器官，此时通常有脉搏。伤病员仅有呼吸停止或异常时，可采用人工呼吸方法进行救治，而且早期的人工呼吸救治可避免发生心脏停搏。

2.心脏骤停

　　引起心脏骤停的主要原因有：各种器质性心血管病（如冠

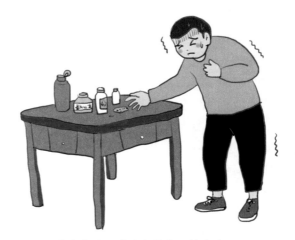

中老年人易发生心脏方面的疾病

心病、急性心肌梗死、心肌炎、肺源性心脏病等）、严重创伤、大出血、气道梗阻等其他疾病，以及溺水、触电、中毒等各种意外事故。由于心室颤动占心脏停搏的80%左右，因此，早期除颤是抢救伤病员的关键，接受早期除颤者存活率较高。

（三）徒手心肺复苏操作程序

徒手心肺复苏的前提是"第一目击者"首先要确定现场是否安全，如果在没有危险因素的情况下，那么就要做好自我保护，按程序进行安全操作。

1. 判断意识

当发现伤病员倒地不省人事时，可以轻拍其肩部，并在其耳旁大声呼唤："喂！你怎么啦？"如果是儿童，可拍打脚后跟或捏上臂。千万不能摇晃伤病员，以防加重有脊柱损伤的伤病员的伤情。

如果伤病员有意识，应征得同意后再提供帮助。

如果伤病员无反应，可判断其已经没有意识。这时，应立即呼喊周围的人帮助。

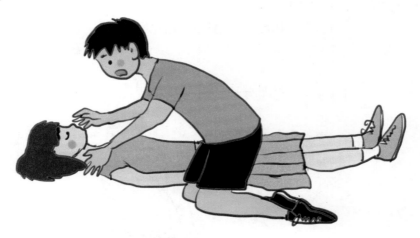

救护员蹲下判断伤病员意识

2. 呼救

请周围的人立即帮助呼叫救护车。同时高声呼救："快来人啊！有人昏倒了！我是救护员，请会救护的同志配合一起救护！"

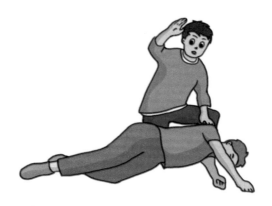

救护员向周围人群大声呼喊

3. 心肺复苏体位

伤病员体位：如果伤病员是俯卧或侧卧位时，救护员应跪在伤病员身体一侧，保护颈部，将伤病员翻转向救护员一侧。即一手固定其颈后部，另一手固定其一侧腋部（适用于颈椎损伤）或髋部（适用于胸椎或腰椎损伤），将其整体翻动，成为仰卧位，即头、颈、肩、腰、髋必须同在一条轴线上，双上肢向上伸，同时转动，避免身体扭曲，以防造成脊柱脊髓损伤。应仰卧在坚实的平面，而不是软床或沙发。头部不得高于胸部，以免脑血流灌注减少而影响CPR的效果。

救护员体位：救护员双腿自然分开与肩同宽，跪在伤病员一侧（一般为右侧）。

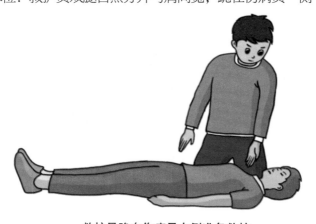

救护员跪在伤病员右侧准备救护

4.胸外心脏按压

胸外心脏按压是重建循环的重要方法。正确的按压可使心排血量约达到正常时的1/4～1/3、脑血流量可达到正常时的30%，能保证机体最低限度的需要。

【按压原理】通过按压胸骨，使胸腔内压力增高，促使心脏排血。放松时，胸腔内压力降低，且低于静脉压，使静脉血回流于右心，即"胸泵原理"；另外，心脏受到直接挤压也产生排血。放松时，心腔自然回弹舒张，使得静脉血回流于右心，即"心泵原理"。

【按压时救护员的位置】操作时，根据伤病员身体位置的高低，救护员应站立或跪在伤病员身体的任何一侧。必要时，应将脚下垫高，以保证按压时两臂伸直、下压力量垂直。

按压部位：胸骨下1/2。

定位方法：1点、2指、3掌根或胸部两乳头连线正中间。

用中指指尖沿伤病员靠近自己一侧的肋弓下缘，向上滑动至两侧肋弓交汇线定位，即胸骨体与剑突连接处（1点），食指再并拢（2指）。另一手掌根部放在胸骨中线上，并触到定位的食指（3掌根）。然后，再将定位手的掌根部放在另一手的手背上，使两手掌根重叠。手指离开胸壁，手指交叉相扣。

按压姿势：两肩正对伤病员胸骨上方，两臂伸直，肘关节不得弯曲，肩、肘、腕关节成一垂直轴面：以髋关节为轴，利用上半身的体重及肩、臂部的力量垂直向下按压胸骨。

按压深度：向下按压力量均匀有节律，按压深度成人为4～5cm，1～8岁为2.5～4cm，婴儿为1.5～2.5cm。

按压频率：至少100次/分钟。

口对口吹气与胸外心脏按压的比例为30∶2，即每2次口对口吹气后，做30次胸外心脏按压（用时18秒）。计数方法：0-1、0-2，0-3……3-0。单人或双人操作均为30∶2。

案例

两个救护员让小姑娘起死回生

据中央电视台《朝闻天下》报道，2019年1月15日，四川成都某小区6岁小女孩，突发心脏骤停，其母亲立即背上女儿直奔医院抢救。到达小区门口正好遇到郎益夫妇，他俩都是经过专业培训的急救员，夫妻俩问明情况后立即帮助抢救。在仔细观察小女孩症状后，发现面色青紫，无呼吸气息，瞳孔放大，决定立即实施现场心肺复苏。郎先生把小女孩平放在地上，解开她的外衣进行胸外按压和人工呼吸，妻子立即拨打120急救电话。当救护车到达现场时，小女孩经郎先生夫妇抢救，终于有了生命的迹象。

【按压注意事项】

● 应确保正确的按压部位，因为正确的按压部位既可保证按压效果，又可避免和减少肋骨骨折的发生以及心、肺、肝脏等重要脏器的损伤。

● 按压时应双手重叠，并与胸骨垂直。如果双手交叉放置，则使按压力量不能集中在胸骨上，容易造成肋骨骨折。

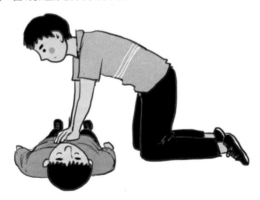

对伤病员行胸外心脏按压

● 应稳定、有规律地进行按压，既不要忽快忽慢、忽轻忽重，也不要间断，以免影响心脏的排血量。更不要冲击式地猛压猛放，以免造成胸骨、肋骨骨折或重要脏器的损伤。

● 放松时要完全，使胸部充分回弹扩张，否则会使回心血量减少。但手掌根部不要离开胸壁，以确保按压位置的准确。

● 下压与放松的时间要相等，以使心脏能够充分排血和充分充盈。

● 下压用力应垂直向下，身体不要前后晃动。正确的身体姿势既能保证按压效果，又可节省体力。

5. 开放气道

开放气道前应检查伤病员是否有呼吸。因为当伤病员心搏停止后，全身肌张力会下降，包括咽部肌张力下降，导致舌后坠，造成气道梗阻；另外，如果伤病员口腔内有异物，如呕吐物、血块、脱落的牙齿、泥沙等，应尽快清理，否则也可造成气道梗阻。

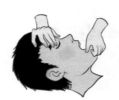
检查口腔

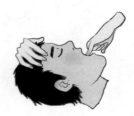
掏出异物

在CPR的全过程中，气道始终处于开放状态。常用的开放气道的方法如下。

（1）仰头举颏法

【适用范围】无颈椎损伤的伤病员，可首选此法。

【操作方法】救护员站立或跪在伤病员身体一侧，用一手小鱼际放在伤病员前额向下压迫，同时另一手食指、中指并拢，放在颏部的骨性部分向上提起，使得颏部及下颌向上抬起、舌根离开咽喉，解除舌后坠，头部后仰，气道即可开放。

注意：当下颌角与耳垂连线与地面的夹角成人为90°、儿童成60°、婴儿为30°时，气道方可开放。

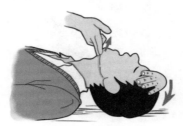
仰头举颏法

（2）托颌法

【适用范围】对疑似颈椎损伤的伤病员，选用此法可避免加重颈椎损伤，但不利于口对口吹气。

【操作方法】站立或跪在伤病员的头顶端，肘关节支撑在伤病员仰卧的平面上，两手分别放在其头部两侧，分别用两手食指、中指固定住两侧下颌角，小鱼际固定住两侧颞部，抬起两侧下颌角（双上颌提法），气道即可开放。

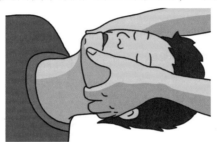

托颌法

（3）压额托颌法

【操作方法】站立或跪在伤病员一侧，用一手小鱼际放在前额向下压迫，同时另一手拇指与食指、中指分别放在下颌角处向上托起，使头部后仰，气道即可开放。

实际操作中，此法优于其他方法，效果可靠、省力且不会造成或加重颈椎损伤，还便于进行口对口吹气。

6. 判断呼吸

伤病员开放气道后，救护员应立即将自己的一侧耳贴近其口鼻部，通过一看、二听、三感觉来判断其有无呼吸。判断时间不得超过10秒钟。

一看：看伤病员胸部有无起伏。

二听：听伤病员是否有呼吸音。

三感觉：感觉伤病员面颊是否有气流呼出。

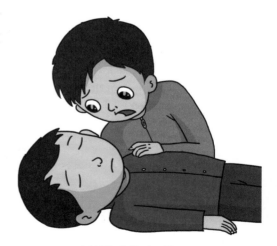

判断伤病员呼吸情况

7. 口对口人工呼吸

口对口吹气是一种快捷、有效的人工通气方法。空气中含氧气21%，而人呼出的气体中仍含氧气约16%，可以满足伤病员的需要。但是，当口腔有严重损伤，不能采用口对口吹气，可采用口对鼻吹气。

【操作方法】确定伤病员无呼吸后，救护员应立即为其盖上呼吸膜或纱布，并深吸气后用自己的嘴严密包绕伤病员的嘴，同时用食指、中指紧捏双侧鼻翼，缓慢吹气两次。每次吹气量约为500～600ml，持续1.5～2秒钟。

注意：吹气时以见到胸部明显起伏即可。如果只进行人工通气，频率应为"10～12次/分钟。"吹气过程中，应观察伤病员胸部有无起伏运动，若无起伏或感觉阻力增加，可考虑气道未开放或口腔、气道内存有异物。

专业人员也可选择其他通气方式，如球囊—面罩、气管插管等。

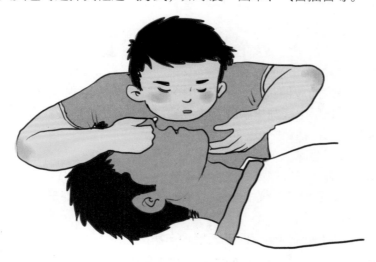

口对口人工呼吸

（四）除颤器（AED）的使用方法

伤病员取仰卧位，AED放在其耳旁，并在其左侧进行除颤操作，这样既方便安放电极，也方便救护员在其右侧实施CPR。

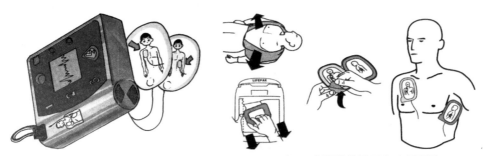

除颤器　　　　　　　　　　打开除颤器放置于伤病员裸胸

AED的四步操作法：

第一步，接通电源。

按下除颤器电源开关或掀开显示器盖子，仪器将发出语音提示，指导操作者按以下步骤操作。

第二步，安放电极。

一个电极粘贴在伤病员右上胸壁（锁骨下方），另一个放在左乳头外侧，上缘距腋窝7cm左右处。

在粘贴电极片前应停止CPR。若出汗较多，应事先用衣服或毛巾擦干皮肤；若胸毛较多，会妨碍电极与皮肤的有效接触，可用力压紧电极。当压紧电极无效时，应剔除胸毛后再粘贴电极。

第三步，分析心律。

救护员和旁观者应确保不与伤病员接触，避免影响仪器分析心律。心律分析需要5～15秒。如是室颤，仪器会通过声音报警或图形报警提示。

第四步，电击除颤。

按"电击"键前必须确定已无人接触伤病员，或大声宣布"离开"。当分析有需除颤的心律时，电容器会自动充电，并伴有声音或指示灯提示。

（1）一次电击后应立即进行CPR 2分钟（30：2按压与吹气5遍）。AED将自动检查心律并提示是否再次电击。

（2）对需要进行AED治疗的伤病员应尽快连接并使用AED，并尽可能缩短电击前后胸外按压中断，每次电击后立即从按压开始行心肺复苏。

（五）气道异物梗阻

气道异物梗阻引起的死亡不常见，但如不及时解除，可迅速威胁伤病员生命。

1. 常见原因

气道异物梗阻不仅常常发生于婴幼儿，在中老年人中发生的情况也较多。大多数婴幼儿发生气道异物梗阻多因进食或玩耍时误吞小玩具造成；成人发生气道异物梗阻多因进食或饮酒过量造成。

2. 气道梗阻的症状

气道部分梗阻时，伤病员有通气、咳嗽声哑、喘息、呼吸困难、说不出话。

气道完全梗阻时，伤病员出现面色青紫，进而发生昏迷。

3. 解除气道梗阻的方法

如果伤病员清醒，可鼓励其咳嗽，使气道内异物松动并排除体外。如果伤病员处于清醒状态，但呼吸困难、面色青紫，则按气道完全梗阻处理。常见的方法有腹部冲击法。

腹部冲击法是通过冲击上腹部而使膈肌抬高，肺内压力骤然增高，造成人工咳嗽，肺内气流将气道内异物冲击出来，从而解除气道梗阻。

（1）伤病员立位或坐位的腹部冲击法

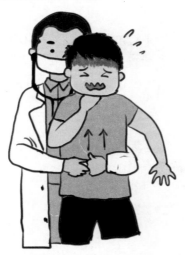

救护员站立患者身后，进行腹部冲击法

【适用范围】此法适用于意识清醒的成年人。

【操作方法】取立位，救护员站在身后，一腿在前，插入伤病员两腿之间，呈弓步；另一腿在后伸直。同时，双臂环抱伤病员腰腹部，一手握拳，拳眼置于脐与剑突之间；另一手固定拳头，并突然连续用力向伤病员上腹部的后上方快速冲击，直至气道异物排出。

（2）仰卧位的腹部冲击法

【适用范围】此法适用于儿童或意识丧失的成年人。

【操作方法】首先，立即将伤病员置于仰卧位，救护员双膝骑跨在伤病员两腿外侧，并将一手掌根部置于其脐与剑突之间，另一手重叠其上；然后，突然、连续、快速有力地向伤病员上腹部的后上方冲击。每冲击5～6次后，应检查口腔内有无异物，如发现异物应及时用食指将其清除。如无效，则应继续冲击，直至气道内异物排出。

（3）腹部冲击自救法

【操作方法】由伤病员自己操作，一手握住另一手的拳头，拳眼置于脐与剑突之间，突然、连续、快速有力地向上腹部的后上方冲击，反复几次，如果无效，可将上腹部抵住椅背、桌边、栏杆等，用力冲击上腹部，直至气道内异物排出。

二、创伤急救

创伤是各种致伤因素作用下造成的人体组织损伤和功能障碍。轻者造成体表损伤，引起疼痛或出血；重者导致功能障碍、致残，甚至死亡。

（一）创伤的病因及特点

1.常见病因

机械因素：如车祸、塌方、刀割、枪伤等。

物理因素：如烧伤、冻伤、电击、射线等。

化学因素：如酸、硷、毒气等。

生物因素：如毒蛇、昆虫、狂犬等。

2.创伤的特点

创伤是在各种不确定情况下发生的，受伤程度和表现各种各样，加之现场情况错综复杂，救护工作十分紧迫，任务非常艰巨。

（1）交通伤。是创伤中最多的一种伤。现代创伤中交通伤以高能创伤（高速行驶所发生的交通伤）为特点，常造成多发伤，如多发骨折、脊柱脊髓损伤、内脏损伤、开放伤等严重损伤。

（2）坠落伤。随着高层建筑增多，坠落伤的比重逐渐加大。一般通过着地部位直接摔伤和力的传导致伤，以脊柱和脊髓损伤、骨盆骨折为主，也可造成多发性骨折、颅脑损伤、肝脾破裂。

（3）机械伤。以绞伤、挤压伤为主，常导致单肢体开放性损伤或断肢、断指，组织挫伤，血管、神经、肌腱损伤，以及骨折，等等。

（4）锐器伤。伤口深，易出现深部组织损伤，胸腹部锐器伤可导致内脏或大血管损伤，出血多。

（5）跌伤。常见于老年人，造成前臂骨折、骨盆骨折、大腿骨折以及脊柱压缩性骨折。青壮年严重跌伤也可造成骨折。

（6）火器伤。一般表现为外口小，但伤口深，常损伤深层组织、器官，也可表现为穿通伤，入口伤小，出口伤重。

（二）创伤的主要类型

1. 闭合性损伤
遭受创伤后皮肤、黏膜的完整性未受到破坏，不与外界相通，但有组织或器官损害，如挫伤、扭伤、挤压伤等。

2. 开放性损伤
遭受创伤后皮肤、黏膜的完整性受到破坏，与外界相通，易被污染造成感染，如割伤、裂伤、刺伤、贯通伤、撕脱伤等。

3. 多发伤
同一致伤原因造成两个系统以上的组织或器官的严重创伤，如车祸伤中的脊柱损伤同时伴有气胸、脾破裂等。此类损伤往往很重。

4. 复合伤
两种或两种以上的致伤因素引起的创伤。如车祸发生时，车辆又发生燃烧，致使伤员有不同的机械损伤和烧伤。此类伤也属于严重的损伤类型。

（三）创伤救护的目的

1. 维持生命
挽救和维持生命是现场救护最根本的目的。

2. 减少出血，防止休克
采取及时有效的止血方法能减少休克的发生。

3. 保护伤口

有效地保护伤口，有利于减少出血，防止伤口污染。

4. 固定骨折

有效的固定，有利于减少骨折端对血管、神经等组织的再次损伤。

5. 防止并发症及伤势恶化

力争降低死亡率，阻止可能留下的后遗症，减少后期治疗的成本。

6. 转运

力争用最短的时间，安全转运到就近的医院。

小·知·识

如何使用创可贴?

1. 撕开创可贴，将有纱布垫的一面朝下。

2. 撕开两边保护条，但不要完全撕去，也不要触碰到纱布垫。

3. 把纱布垫覆盖在伤口上。

4. 彻底撕去两边的保护条，并将两边压牢贴紧。

（四）止血

1. 出血类型

（1）外出血与内出血

出血是由于血管破裂而导致血液流到血管外。外出血是指血液从伤口流到体外，在体表可看到出血。内出血是指血液流到组织间隙、体腔或皮下，形成脏器血肿、积血或皮下淤血。严重的内出血由于体表外看不到，因此，可能存在的危险更大。一般情况下，身体受到创伤时，内外出血均可同时存在。

（2）不同血管类型的出血

血管分为动脉、静脉和毛细血管三种类型。根据损伤的血管类型，出血可分为动脉出血、静脉出血和毛细血管出血。

动脉出血：动脉血富含氧，血色鲜红。动脉内血液流速快、压力高，一旦动脉受到损伤，出血可呈泉涌状或随心跳节律性喷射。

静脉出血：静脉血缺少氧，血色暗红。静脉内血液流速较慢、压力较低，但静脉管径较粗，能存有较多的血液，当大的静脉损伤时，血液会大量涌出。

毛细血管出血：任何出血都包括毛细血管出血。开始出血时出血速度比较快，血色鲜红，但出血量一般不大。身体受到撞击可引起皮下毛细血管破裂，导致皮下淤血。

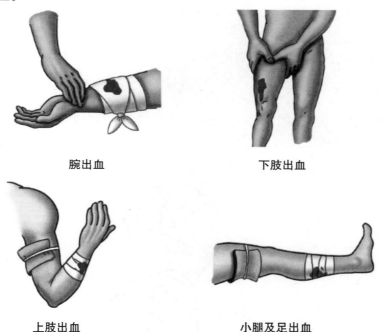

腕出血　　　　　　　　　　　　下肢出血

上肢出血　　　　　　　　　　小腿及足出血

小·知·识

伤口处理小技巧

1. 处理伤口前，一定要将双手洗干净，并且尽量避免用手直接接触伤口。

2. 有些出血会自行凝固，所以，在清洗消毒时，先不要将血洗去。

3. 创伤较严重者一定要注意伤员的全身状况。

4. 伤口受到污染或被锈钉刺伤时，一定要到医院医治。

5. 如果是烫伤，记住要冲冷水或浸入冷水，但水泡不要弄破，防止细菌感染。

2. 外出血止血方法

严重的创伤常引起大量出血，而危及伤员的生命。一旦发现出血，应立即采取止住措施。包扎技术常用于止血，同时也可减轻伤口感染。包扎材料有：创口贴、绷带、胶带、三角巾等，情况紧急时也可以就地取材，如：干净衣物、毛巾、床单、领带、围巾等临时性包扎材料。

外出血常采用直接加压止血法和直接加压包扎止血法。

（1）少量出血的处理

【操作方法】快速检查伤病员伤口内有无异物，如有表浅小异物可将其取出；将干净的纱布或手帕（或其他干净布料）作为敷料覆盖到伤口上，用手持续压迫止血。

注意：（1）不要用药棉或有绒毛的布直接覆盖在伤口上；

（2）如果敷料被血液浸透，不要更换，再取敷料在原有敷料上覆盖，继续压迫止血，等待救护车到来。

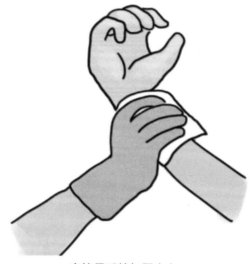

直接用手帕加压止血

（2）严重出血的止血法

直接加压包扎止血法就是在直接压迫止血的同时，可再用绷带（或三角巾）加压包扎。

【操作方法】救护员首先直接压迫止血，压迫伤口的敷料应超过伤口周边至少3厘米。控制严重的出血，要分秒必争，立即采取止血措施，并呼叫救护车；再用绷带（或三角巾）环绕敷料加压包扎。

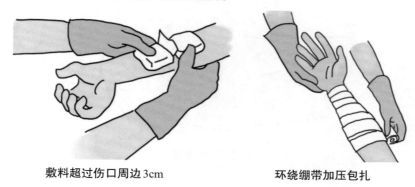

敷料超过伤口周边3cm   环绕绷带加压包扎

注意：包扎后应检查肢体末端的血液循环，如包扎过紧影响血液循环，应重新包扎。

3. 可疑内出血的判断和处理

如果伤员受到撞击、挤压等伤害后，出现面色苍白、口渴、出冷汗、脉搏快而弱、呼吸急促等症状，但在体表见不到出血时，应怀疑有严重内出血，须立即采取以下措施：

【应对措施】及时呼救，拨打急救电话120；密切观察，记录伤员的呼吸、脉搏；守护伤员，保持呼吸道通畅，不要给伤员饮水和进食，等待急救车到来。

（五）包扎方法

包扎可以起到压迫控制出血、固定敷料、稳定和保护患肢、减轻疼痛等作用。常用的包扎方法有绷带环形包扎法、绷带螺旋包扎法、绷带"8"字形包扎法、三角巾头顶帽式包扎法、三角巾头顶帽式包扎法、三角巾手足包扎法、三角巾腹部包扎法等。

1. 绷带环形包扎法

【适用范围】此法主要用于包扎四肢、额部等粗细相近部位的较小伤口。

【操作方法】绷带稍斜放于伤口处，做第二圈缠绕后，将第一圈斜出的一角反折，再继续缠绕两三圈，将斜角压住，然后继续缠绕，记住每绕一圈都要压住前一圈。

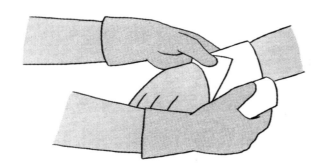

绷带环形包扎法

2. 绷带螺旋包扎法

【适用范围】此法一般用于肢体的包扎。

【操作方法】先按环形包扎法包扎两三圈，再斜行向上继续缠绕，记住每绕一圈都要压住前一圈的1/2～2/3。

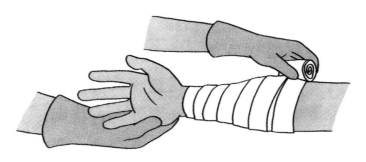

绷带螺旋包扎法

3. 绷带"8"字形包扎法

【适用范围】此法通常用于肘、膝部位以及手、足部位的包扎。

【操作方法】肘、膝部位包扎时，在关节弯曲的上下两方，先将绷带由下向上缠绕，再由上向下呈"8"字形来回缠绕。手（足）部位包扎时，从腕（踝）部开始，先环形缠绕两圈，然后经手（足）和腕（踝）"8"字形缠绕。

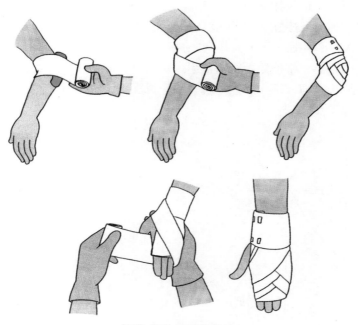

绷带"8"字形包扎法

4. 三角巾头顶帽式包扎法

【适用范围】此法适用于头部受伤包扎。

【操作方法】在伤员头部受伤处覆盖敷料，救护员站在伤员身后，将三角巾覆盖伤员头顶，顶角置于头后部中间，底边向内折叠约两横指宽，置于前额齐眉处，再将两底角分别经两耳上方拉向枕部，在枕骨粗隆下方交叉，压住顶角，再绕回前额打结，然后拉紧顶角，将其折叠并塞入枕部交叉处内。

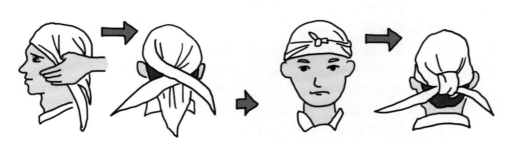

三角巾头顶帽式包扎法

5. 三角巾手、足包扎法

【适用范围】此法适用于手足受伤的包扎。

【操作方法】手指（足趾）朝向三角巾顶角，手掌根部（足跟）靠近底边，平放于三角巾中央。将顶角折回覆盖手（足）背，两底角分别包绕至手（足）背部交叉，围绕腕（踝）部一周后至腕（踝）背部打结。

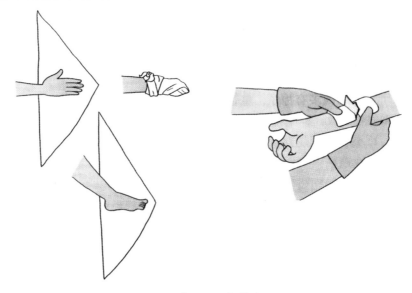

三角巾手、足包扎法

6. 三角巾腹部包扎法

【适用范围】此法适用于脚部受伤的包扎。

【操作方法】三角巾底边向上，顶角向下横放在腹部，顶角对准两腿之间；两底角围绕腹部到腰后打结；顶角由两腿间拉向后面与两底角连接处打结。

7. 包扎的注意事项

（1）松紧适宜，既达到止血、固定的目的，又不影响肢体的血液循环。

（2）包扎前应与伤员沟通，解释清楚将要做什么，以打消其疑虑，得到配合。

（3）帮助伤员坐或躺在一个比较舒适的体位。

（4）包扎时要扶住伤处，可以由伤员自己或其他救护员协助。

（5）伤口部位需先覆盖无菌或干净敷料，再用绷带包扎。

（6）骨突起处或需要避免加压过大的地方应适当使用衬垫。

（7）尽量露出被包扎肢体的末端，并每隔10分钟检查一次末端的血液循环。

（8）如因包扎过紧造成血液循环不佳，应松开绷带直至血液循环恢复，再重新包扎。

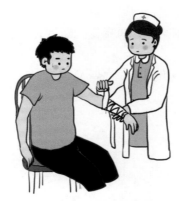

包扎肢体松紧适宜，不影响血液循环

（六）骨折固定

人受到撞击、碾压、挤压、跌落等都可能造成骨折。骨折是指骨的完整性或连续性受到破坏。由于骨骼周围多有神经、血管和脏器存在，所以，发生骨折的同时常伴有出血、神经和脏器损伤。

1. 骨折的现场判断

根据伤员受到的伤害，如撞击、碾压、挤压、跌落等，以及伤员的症状，一般可迅速判断伤员是否骨折。骨折的主要症状有：

（1）骨折部位肿胀、疼痛。

（2）受伤的肢体不能活动，或出现不正常的活动。

（3）骨折部位有时出现肢体变形。

2. 闭合性骨折和开放性骨折

根据骨折处是否与外界相通，可分为闭合性骨折和开放性骨折。

（1）闭合性骨折：指骨折处皮肤或黏膜完整，不与外界相通，不容易发生感染。

（2）开放性骨折：指骨折处有皮肤、肌肉的破损，骨的断端与外界相通。

3. 骨折的处理原则

（1）骨折的症状不一定同时出现，若有怀疑，应按骨折处理。

（2）在现场不要盲目活动骨折部位或试图将骨折复位。

（3）及时呼救，拨打急救电话120。

（4）如果现场环境安全，则不要移动伤员。

（5）用绷带、三角巾、夹板或替代物品固定受伤部位，等待救护车的到来。

（6）对开放性骨折要用敷料遮盖暴露的断骨并止血。

4. 骨折固定的作用

（1）限制肢体活动，减少神经、血管及软组织的进一步损伤。

（2）减轻疼痛。

（3）减少出血。

（4）便于搬运。

小知识

颈、胸、腰部受伤的急救要点

1. 凡是颈、胸、腰部受到直接或间接撞击的伤员，严禁随意搬动、抱扶、行走，要安慰伤员就地等待救护。

2. 紧急呼救。

3. 伤员处于危险境地，施救者在救援时应保持伤员脊柱中立位，用3人或4人搬运至安全地带。

4. 检查生命体征，对呼吸停止者立即进行人工呼吸。

5. 疑有颈椎骨折应先上颈托，然后用脊柱板或硬板固定。

---

5. 常见骨折的固定方法

（1）肩部骨折

【固定方法】扶伤员坐下；轻轻弯曲伤员伤侧肘部，将伤肢置于胸前，让伤员自己托住伤肢；在伤处与胸壁之间放置软布垫（或纱布块）；用三角巾悬吊伤侧前臂；用另一条三角巾在肘部上方环绕胸部加以固定，但避免绑扎骨折处。

（2）上臂、前臂、手腕骨折

【固定方法】如果伤员肘部可屈曲，扶伤员坐下；轻轻弯曲伤员伤侧肘部，将前臂横放于胸前，如有可能让伤员自己托住伤肢；在伤处与胸壁之间放置软布垫（或纱布块）；用三角巾承托伤侧前臂；用另一条三角巾在肘部上方环绕胸部加以固定，但避免绑扎骨折处。

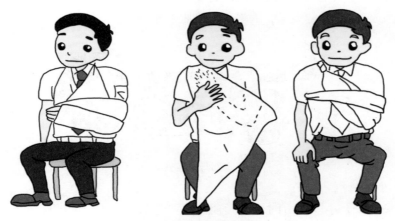

用三角巾悬吊伤侧前臂

（3）大腿骨折

撞击力大时可致股骨干骨折，同时，骨折端可能损伤大血管，导致严重出血。如果救护车不能很快到达，应借助健肢固定伤肢。

【固定方法】轻轻将健肢向伤肢靠拢；两腿间放置软垫，防止骨性凸起处摩擦；用三角巾依次绑扎骨折近心端（上端）、骨折远心端（下端）、膝部、足踝。在健肢侧加垫打结。

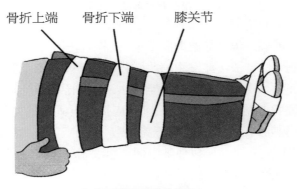
骨折上端　　骨折下端　　膝关节

右大腿骨折健肢法固定

（4）膝部骨折

【固定方法】帮助伤员躺下，稍微屈膝。在膝下垫衣物或毛毯，以伤员感觉舒适即可。用厚布垫或毛毯包绕膝部，用三角巾或绷带轻轻包扎固定。

注意：包扎时不要太紧，为受伤处肿胀留出空间。

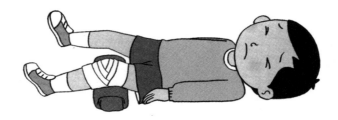

膝部骨折包扎

（5）小腿骨折

【固定方法】小腿骨折时，应轻轻将健肢向伤肢靠拢。两腿间放置软垫，防止骨折凸起处摩擦。用三角巾或代用品依次绑扎骨折近心端、骨折远心端、大腿及足踝部，在健肢侧打结。

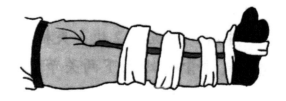

小腿骨折健肢法固定

（6）扭伤或关节脱位

人从高处落地的时候，如果地面不平，很容易扭伤踝关节；摔倒的时候，如果肩部或肘部先着地，很可能发生肩、肘关节脱位。扭伤或关节脱位往往很像骨折，受伤部位肿胀、疼痛、变形、不能活动，有时还与骨折同时发生。

扭伤或关节脱位常与骨折难以区别，应按骨折固定的方法来对待。72小时内，应冷敷受伤肿胀处。72小时内不能热敷，否则，会加重出血和肿胀。72小时后，如果肿胀得到控制，可以热敷以促进血液循环和伤处恢复。

（7）脊柱骨折

受伤后，感觉四肢麻木、头颈部或背部疼痛、躯体或上肢感觉缺失、无力等，应高度怀疑有脊柱骨折。脊柱骨折时，应尽量不要移动伤员，并立即呼叫救护车，守护好伤员。

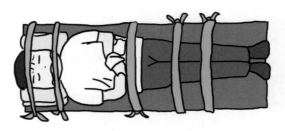

现场不要移动脊柱骨折伤员，等待救护车

6. 急救时，骨折固定的注意事项

● 一旦怀疑骨折，应尽量减少伤处的活动，采取适当的固定措施，用硬担架（或木板）转移搬运伤员。

● 对开放性骨折，要先止血，再包扎，最后固定。而闭合性骨折，则可直接固定。

● 不要将外露的骨折断端送回伤口内，否则会加重污染和损伤。

● 包扎固定不要绑扎骨折部位，力度要均匀，尽量暴露指（趾）端，包扎完成后应检查肢体远端血液循环。

● 固定伤处后，如情况允许，可将伤处略抬高，以减轻疼痛和肿胀。

● 接受过创伤救护培训的救护员可进行骨折固定操作，或在专业急救人员的指导下操作。

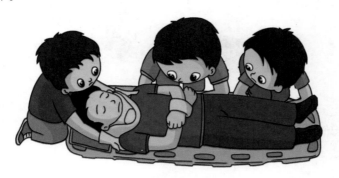

搬运骨折伤员要用硬担架

三、搬运护送

1. 拖行法

【适用范围】适于现场环境危险、搬运路程较近的伤员。常用毛毯拖行、衣服拖行、毛毯担架三种搬运方法。

【操作要领】

（1）衣服拖行，救护员抓住伤员肩部的衣服，缓慢向后拖行。

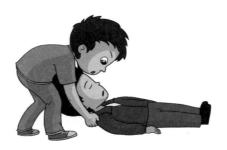

（2）毛毯拖行，把伤员放在毛毯上，救护员拉住毛毯缓慢向后拖行。

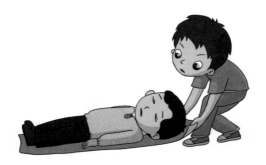

（3）毛毯担架，把伤员放在毛毯上，4名救护队员分别在伤员两侧，抓住毛毯边同时抬起伤员。

拖行法除上述三种搬运方法外，还有腋下拖行转运方式。

2. 扶行法

【适用范围】适于神志清醒、没有骨折、伤势不重、能自己行走的伤员。

【操作方法】救护队员站在身旁，将其一侧上肢绕过救护员颈部，用手抓住伤员的手，另一只手绕到伤员背后，搀扶行走。

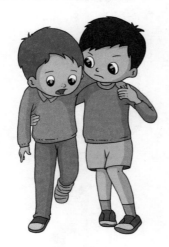

3. 背负法

【适用范围】适于老幼、体轻、伤势轻、神志清醒、能站立不能行走的伤员。

【操作要领】救护队员蹲下，让伤员将双臂从救护队员肩上伸到胸前，两手紧握。救护队员抓住伤员的大腿，慢慢站起来。

注意：如有上、下肢或脊柱骨折，不能用此法。

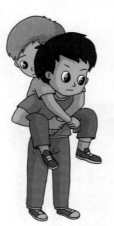

4. 抱持法

【适用范围】适于年幼、体轻、无骨折、伤势轻、短距离搬运的伤员。

【操作要领】救护队员蹲在伤员的一侧，面向伤员，一只手放在伤员的大腿下，另一只手绕到伤员的背后，然后轻轻抱起伤员。

注意：如有脊柱或大腿骨折应禁用此法。

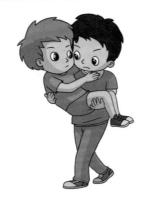

5. 双人搬运法

（1）轿杠式

【适用范围】适于神志清醒并能用一臂或双臂抓紧担架员的伤员。

【操作要领】救两名救护队员面对面各自用右手握住自己的左手腕，再用左手握住对方右手的手腕，然后，蹲下让伤员将两上肢分别放到两名救护队员的颈后，再坐到相互握紧的手上。两名救护队员同时站起，行走时同时迈出外侧的腿，保持步调一致。

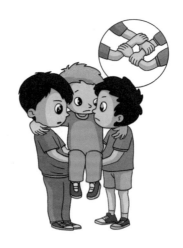

（2）拉车式

【操作要领】救一人站在伤员头部旁，两手插到伤员腋下将其抱在胸前，另一人站在伤员脚部，用双手抓住伤员的两踝关节，慢慢抬起伤员。

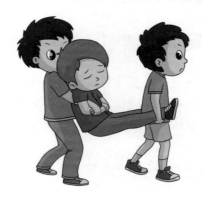

6. 担架搬运

伤员紧急处置完毕后应尽快送医院。伤员在担架上的体位通常是平卧位，但要注意保持呼吸道畅通。

注意：（1）如果伤员呼吸困难，不可平卧，应取半坐位，以保证伤员呼吸通畅；

（2）如果伤员失血过多，可垫高双腿，即取头低足高位搬运伤员，以保证其大脑和重要脏器的供血；

（3）如果伤员腹部有开放性伤口，甚至有肠管脱出，取仰卧位并屈膝，减轻腹壁压力；如果伤员昏迷，最好取侧卧位，同时打开气道，口角朝下，确保不发生舌后坠和呕吐窒息；

（4）如果伤员是孕妇，宜取左侧卧位，以保证胎盘供血。

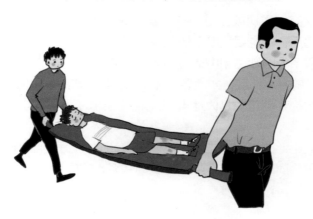

四、什么时候求医

在碰到严重意外伤害时，如果病情严重，比如：严重出血、疑似心脏病、突发中风、糖尿病引起的昏迷、严重腹痛等，应立即找专业护理人员并呼叫救护车，紧急送患者就医。

如果不确定伤病员的状况，是否伴有其他的症状，比如：疼痛、呕吐、腹泻（尤其是带血）、呼吸困难或高烧，应尽快找医生诊断治疗。就医时，尽可能给医生提供病人的相关资料，具体如下。

发生了什么事。

患者明显的伤害、症候。

意外伤害发生的时间。

如果知道的话，患者服过什么药物。

如果是中毒，他在什么时候吞食了什么东西。

你和患者身在何处。

把你所在地的电话告诉医生。

询问你还要怎么做才能帮得上忙。

最重要的，尤其是情况紧急时，应保持冷静，遵循医生或医护人员的指示。你的急救措施可以节省宝贵的时间，也可能拯救你所照应的伤病员的生命。

五、怎样呼叫救护车

当发现有人突发重病或受重伤的时候，请尽快拨打急救电话120，请求急救服务。拨通电话后，一定要把以下情况说清楚：

（1）现场联系人的姓名和电话号码。

（2）伤病员的基本情况，如姓名、性别、年龄、伤病发生的原因和明显症状。

（3）要求救护车到达的具体地点和该地点附近的明显标志，如哪个小区、门牌号或建筑物等。

（4）待急救电话的接听者告诉您可以挂电话时，您再挂断电话，然后马上派人去等候救护车，同时要保持您或其他现场联系人的电话畅通。

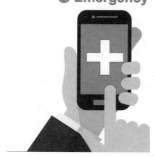

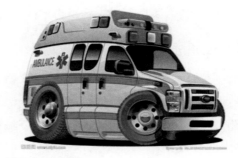

呼叫120救护车

六、体征检测

救护车到来前应先进行体征检测。

体温、脉搏、呼吸、血压是人的生命体征。检查这四项体征，对于识别伤病员的伤病程度非常重要。

（一）检测体温

【检测方法】有三种：腋测法、口测法和肛测法。其中，腋测法最常用，即先将患者腋窝汗液擦干（有汗会使腋窝降温），然后把体温表的汞柱甩到36℃以下，将水银端放在患者腋窝深处，让患者将体温表夹紧，测量5分钟后，读数。正常值为36℃～37℃。

（二）检测脉搏

【检测方法】有三种：触摸桡动法、触摸肱动脉法、触摸颈动脉法。触摸桡动脉检测成人和儿童脉搏时，应将三个手指尖放在患者腕横纹上方拇指一侧的凹陷处，可感觉到桡动脉搏动；触摸肱动脉检测婴儿脉搏时，应将两个手指尖放在患者上臂内侧的中间并向骨头（肱骨）上按压，可感觉到肱动脉搏动；触摸颈动脉检测意识丧失者的脉搏时，应先摸到患者喉结（甲状软骨），再将两个手指尖放在喉结和颈部肌肉（胸锁乳突肌）之间的凹陷处，可感觉到颈动脉搏动。正常成人每分钟心跳次数为60～100次，儿童（1～8岁）为80～120次，婴儿（1岁以下）为120～140次。

检测时要注意脉搏是否规律，是否过快或过慢、忽快忽慢、忽强忽弱等。

（三）检测呼吸

【检测方法】观察患者胸部或腹部起伏，每一次起和伏就是一次呼吸。

正常成人每分钟呼吸次数为16～20次，儿童为20～30次，婴儿为36～40次。观察时，注意患者呼吸的深浅和规律、呼吸是否费力。患者呼吸困难时嘴唇和皮肤会出现青紫。

（四）检测血压

【检测方法】患者在检测前应先休息5～10分钟，然后取仰卧或座位，肘部和血压计与心脏在同一水平，用标准血压计测量患者动脉血压。

正常成人收缩压（高压）为90～139mmHg，舒张压（低压）为60～89mmHg，收缩压与舒张压之差（脉压）为30～40mmHg。

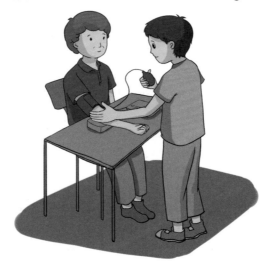

体征检测

七、拨打120注意事项

1. 确定对方是否是医疗救护中心。

2. 在电话中讲清病人所在地的详细地址。如"××区××路××号××室"。

3. 说清病人的主要病情，如呕血、昏迷或从楼梯上跌下等，使救护人员能做好救治设施的准备。

4. 报告呼救者的姓名及电话号码，一旦救护人员找不到病人时，可与呼救人联系。

5. 若是有成批伤员或中毒者，必须报告事故缘由，比如楼房倒塌、毒气泄漏、食用蔬菜中毒等，并报告伤病人员的大致数目，以便120救护中心调集救护车辆、报告政府部门及通知各医院救援人员集中到出事地点。

6. 挂断电话后，应有人在住宅门口或交叉路口等候，并引导救护车的出入。

7. 准备好随病人带走的物品，如衣服等。若是服药中毒的病人，要把可疑的药品带上；若是断肢的伤员，要带上断离的肢体等。

8. 疏通搬运病人的过道。

9. 若在20分钟内救护车仍未出现，可再拨打120。如果病情允许，不要再去找其他车辆，因为只要120救护中心接到你的电话是一定会派救护车的。

10. 选择去哪个医院有两个准则。一是就近，二是考虑医院的特色。但首先是"就近"的原则，因为对于需抢救的病人而言，争取时间最重要。

思考练习题

1. 徒手心肺复苏有什么作用？

2. 徒手心肺复苏操作程序是什么？

3. 怎样进行胸外按压？

4. 怎样进行人工呼吸？

5. 止血的方法有哪些？

6. 包扎的方法有哪些？简述三角巾手足包扎方法。

7. 骨折固定注意事项有哪些？

培训笔记

第四单元

家 庭 急 救

　　家庭急救涉及每个家庭的幸福生活，是社会和谐稳定的基础。家庭急救有三个目的：一是维持家中伤病员的生命；二是减轻已有的伤害程度，防止新的伤害发生；三是避免造成身心的残障。

　　我们希望所有家庭都遇不到突发急病、意外伤害和灾害，但是万一遇到了，最可能及时救护伤病员的就是家人。如果在医护人员到来之前，家人能对其及时采取正确的救护措施，就能减轻伤病员的痛苦和伤病的危害，有利于伤病员早日康复，防止出现后遗症。因此，参加救护技能培训，掌握一定的急救知识，对保障家人的健康、平安十分重要。

一、家庭急救计划

　　针对生活中潜在的风险，每个家庭都应制定急救计划，下面的家庭应急计划仅供参考。

　　1. 了解住所周围疏散线路，熟悉周边应急避难场所。

　　2. 熟知家人之间的联络方式，制作家庭联络表，包括家庭成员、朋友、邻居、外地重要联系人电话号码。

　　3. 了解家中的水、电、气总开关的位置和关闭程序。

　　4. 保护家中的契约和存折等重要物品。

　　5. 紧急情况发生时，能正确应对残疾人、老人和儿童的特殊需要。

　　6. 学习急救常识和灭火器的使用方法。

　　7. 积极参加应急救护培训，学习和掌握自救互救的基本技能。

二、编制家庭应急预案

1. 讨论制定防灾应急计划

（1）需要考虑的因素

灾难可能对你的个人需求造成什么样的影响？

● 计划靠自己的能力至少维持一段时间，灾难来临后可能无法前往医院，甚至药店。

● 了解每天的生活都需要哪些资源，如果这些资源有限或缺乏时怎么办？

● 如果家里有宠物，如有可能，在紧急疏散时需要带着宠物一同撤离，但是，如果到了公共应急避难场所，请先了解相关规定。

● 事先计划好适合你和你的宠物的其他庇护选择，考虑住在邻近地区的且愿意在紧急状况下接纳你和宠物的亲友。

（2）应急互助计划

● 建议你和亲人、朋友或邻居交谈，沟通互助可能，讨论遇到紧急情况如何共同合作，建立互助网络。

● 了解是否有人拥有专业技能，如医疗知识、专业设备（如发电机），这可能在遇到危机时非常有帮助。

● 决定谁将照看邻居中的年长者或残障人士。

● 为孩子们拟定后备支援计划，防止紧急情况时无法返回家中。

● 让互助计划里的所有人都了解你的应急计划。

● 让本地互助网络中的某个人持有你家的备用钥匙，并知道家里应急用品的存放位置。

● 与同意成为互助网络成员的人共同演练你的应急互助计划。

2. 绘制家庭房间示意图和家用设施控制图

● 画出家庭每个房间的分布示意图。画出家庭水、电、煤气总阀的位置，并说明什么时候需要紧急关闭和关闭程序。例如，在出现地震、火灾等险情时，必须及时关闭电器、煤气设备。同时，疏散时，如果时间允许还可以关闭水阀。

● 请在相应设备处粘贴明显的开关方法。如果开关动作需要特殊工具辅助，还需准备好工具。

● 确定防灾应急用品的最佳存放地点，确保家庭成员知晓，并能在紧急情况下方便取得。

3. 确定安全屋与会合地

某些灾难如台风、龙卷风需要在坚固建筑的室内或地下室寻求庇护，需要提前确定可供躲藏的安全屋。可以根据房屋的结构确定相对安全的躲避场所，一般应选择狭小坚固的空间，最好远离玻璃。

● 如察觉到空气中含有大量不明颗粒物，或空气受到严重污染，应立即与外面已受污染的空间隔离。此时应携带应急物资，带领家人寻找安全避难场所，用备用的可裁剪的材料，如塑料薄膜、防水胶带等封闭门窗，同时关闭通风口、空调系统等。

● 应预先确定一个安全会合地，防止突发事件造成联络中断，家人无法在短时间内会合。同时，还应在社区周边确定一个第二会合地。如果所在地区有应急避难场所，可以选择就近的避难场所。但是，防空避难场所不适合作为地震避难场所。应了解子女所在学校的应急避难场所，知道如何前往接应。

4. 绘制家庭逃生路线图

全家一起参与绘制家庭逃生路线图时需考虑的各种因素，实际上就是最直接的家庭避险逃生计划。一幅图是简单的，但是其中要考虑的因素很多，在绘制过程中让家庭成员熟悉逃生时的各种事项以及步骤，实际上也就是一种演练的过程。

● 熟悉家庭内部环境和外部环境。

● 根据对内部、外部环境的分析，开始绘制一幅平面图。

● 标注哪些门和窗户是可以作为出口的，对窗外安装了防护栏且无法打开窗户，以及设置过小或不能完全打开的，一定要在图上标注出来。

● 至少要保证每个房间要有两条以上逃生路线。

● 列出家庭内部需要重点照顾的成员。

● 设定好户外集合的安全避难地点，明确家人都熟悉的地标。

● 强调应该在到达安全的户外避难地点后再拨打报警电话，因为逃生时每一秒钟都是宝贵的，千万不要因为这些因素影响逃生。

● 区分不同的紧急情况下逃生路线的差异，如：地震、火灾、煤气泄漏、洪涝灾害、风灾，并结合当地居民住宅特点区分平房、多层住宅、高层住宅的区别。

● 在熟悉家庭逃生路线的同时，制定并演练逃生计划。

三、制定紧急通信计划

确定并制作家庭成员联络表，包括家庭重要联系人，如家庭成员、朋友、邻居、外地重要联系人的联系电话等。

每个家庭尽可能制作一张安全卡（紧急联系卡）。安全卡最好制作两份，塑封防水，一份随身携带，另一份放在应急（箱）包中备用。

（正面）

安全卡（紧急联系卡）

Emergency Card

持卡人姓名：_____

家庭住址：_____

第一个紧急联系人：_____

联系电话：_____

第二个联系人：_____

联系电话：_____

常用电话：_____

匪警 110　火警 119　急救 120

交通事故 122　户外救援 400 600 9958

保险公司：_____

其他：_____

（感谢您的帮助，紧急情况下，请您帮我联系我的家人！）

（反面）

血型：A　B　AB　O　Rh

过敏物：_____

既往疾病记录：_____

常用、紧急用药：_____

药量：_____

救护注意事项：_____

其他禁忌：_____

（感谢您的帮助，紧急情况下，请您帮我联系我的家人！）

四、家庭急救物品

家庭急救物品一般包括急救箱（包）、急救药品、急救食品等。一旦发生灾害，便可开展自救互救。

1. 急救箱（包）

● 应急逃生绳：承重力不小于200千克，绳直径为25~30毫米，外裹阻燃材料。

● 简易防烟面具：当遇火灾或其他有害气体侵害时，取出面具戴在头上。

● 锤子、便携式收音机、无线电话、手电筒、火柴、哨子、一次性餐具、衣物、餐巾纸、婴儿或病人的特殊用品、眼镜、助听器等。

除以上急救箱（包）内容外，每个家庭还应配备家用灭火器（定期更换）。

2. 急救药品

● 医用材料：胶布、绷带、消毒纱布、体温计、剪刀、酒精棉球、口罩。

● 外用药：碘伏消毒液、眼药水、烫伤药膏、消毒水。

● 内服药：退烧片、止泻药、保心丸、止痛片、催吐药等。

3. 急救食品

● 固体食品：饼干、面包、方便面等。

● 瓶装饮用水（定期更换）。

● 罐装食品（定期更换）。

五、家庭安全用药

在家用药时应注意以下问题。

1. 服用药品的注意事项

● 应按医生处方或药品说明书规定的时间、间隔服药，不要随意延长或缩短服药时间。

● 应按医生处方或药品说明书规定的药量服药。药量不够达不到预期效果，药量过大会引起毒性反应，甚至危及生命。

2. 保存药品的注意事项

● 应把药放到儿童不易接触的地方。

● 过期、变色、变质的药品应经常清理扔掉。

● 药品应与药瓶或药袋上的药名相符，不可错放。

● 内服药和外用药应做好标记并分开存放，同时保管好药品说明书，以备查阅。

● 需要冷藏（如滴眼液、胰岛素等）、避光（如硝酸甘油、维生素C等）、防潮（如干酵母、复方甘草片等）的药品应放在符合保存条件的环境中。

六、家庭急救药箱

日常的居家生活难免也会有意外情况的发生，在意外伤害不幸降临之前，家庭急救药箱是必不可少的，它可以在意外发生的时候，为你救护家人提供可靠的保障。家里常备一个简单又实用的急救药箱，放置一些必要的急救用品、常用药品和器材，有助于及时救护家人。现代家庭配备急救药箱十分必要，一旦发生意外伤害和急病，急救药箱就能派上大用场。家庭急救药箱的基本物品如下。家庭订购一套急救箱（包），放置家中备用。

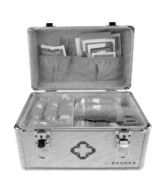

家庭急救药箱应包括的基本物品

名称	物品介绍	物品图形
创可贴	用于小创面伤口止血和包扎，大中小各种尺寸创可贴、防水创可贴、带药创可贴都要备全	
医用酒精	用于伤口消毒，也可以制作酒精棉球	

续表

名称	物品介绍	物品图形
无菌纱布及医用胶带	用于稍大一点的外伤。使用无菌纱布隔离伤口及止血包扎时，可直接接触伤处，同时需用医用胶带固定	
一次性手套、镊子	一次性手套可以防止人体直接接触伤口，避免交叉感染。镊子用于拿取酒精棉球等医用品	
口罩	主要用于隔离口鼻腔气体对创面的污染。需要提醒的是，佩戴前后必须洗手，佩戴一次后应立即更换	
体温计	用于测量人体体温，有水银体温计和电子体温计两种。人体正常体温为36℃～37℃	
抗过敏药物	主要用于抗过敏，如扑尔敏、息斯敏（阿司咪唑）、苯海拉明等药品	
阿司匹林	用于缓解轻度至中度疼痛，如头痛、关节痛、牙痛、肌肉痛、神经痛、痛经	

《急救手册》提供的急救常识使得我们很多人在意外发生时能及时处理，为治疗抢得宝贵的时间，所以，在家中备一本急救手册是很重要的。

以上仅针对日常突发状况，如果您的家人中有糖尿病、心脏病等慢性病，还要针对不同的伤病补充急救药箱中的其他物品。

除以上物品外，还可根据家人的健康情况和家庭条件配备其他急救包、急救工具等。

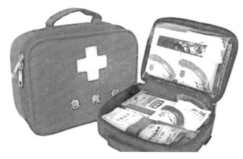

急救包

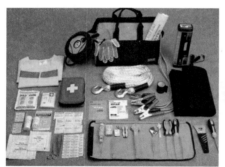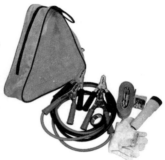

急救工具

七、家庭常用药品介绍

药品种类	功效和作用
止痛剂	止痛药物，如阿司匹林、扑热息痛和纽诺芬。12岁以下的儿童不能服用阿司匹林，除非是在医生建议的情况下
抗生素	这类药物有杀菌作用，可以内服也可以涂抹在伤口上。过量服用抗生素会引起过敏反应或产生抗生素免疫细菌
抗惊厥药	这种药可以治疗癫痫症
镇静剂	这种药可以安抚情绪，一般用于情绪低落的病人
抗糖尿病药	这种药可以刺激人体产生胰岛素或代替人体的胰岛素
抗腹泻药	这种药可以治疗腹泻。它们可以减慢肠道运动速度或使大便干燥

续表

药品种类	功效和作用
抗呕吐药	这种药用于来治疗恶心和呕吐症状
抗组胺剂	这种药可以减少伤口肿胀，内服时可以治疗过敏、哮喘，外用时，可以治疗昆虫叮咬、风疹等，也可以用来治疗旅行病。此药可能导致瞌睡，如果与酒精同时服用会带来更大的危险
镇痉药	这种药可以阻止肌肉痉挛，放松肠道和肺部的肌肉，用来治疗各种痉挛。如，巴比妥酸盐，这种药有止痛和镇静的作用，它可以使大脑活动减慢，但经常使用会产生依赖，要避免滥用
利尿剂	这种药有助于排尿。心脏血压药洋地黄可以治疗心脏衰竭、心律不齐和心跳加速等病，治疗血压的药包括利尿剂。
轻泻药	这种药是有助于大便通畅。它有三种作用方式：增加大便的体积、使大便软化和润滑、刺激肠道
安定药	这种药可以治疗有焦虑和沮丧症状的患者，如苯二氮类的安定。如果服用安定药超过1个月，身体就会对其产生依赖。服用此药时不能饮酒

八、消除家庭中的危险因素

有很多意外伤害就发生在家里，比如失火、燃气中毒、触电、外伤等，所以我们在日常生活中要经常提醒自己做到：

1. 居室内和楼道里不堆放易燃杂物。

2. 离开家时应关闭家用电器的电源。

3. 做完饭后，应及时关闭燃气灶开关。

4. 拿取高处物品时，脚下要踩稳。

5. 儿童做功课时，应正确使用并保管尖锐的文具。

6. 不要把有毒液体装在饮料瓶里，以免家人误饮。

7. 药品、清洗剂、开水、刚用过的熨斗等应放在儿童不易接触的地方。

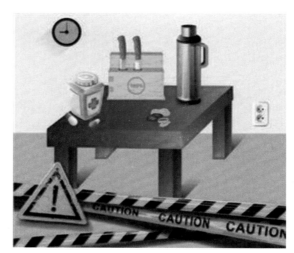

家中物品不能乱放

8. 儿童在玩耍、跑跳的时候，嘴里不要含着糖块、笔帽、玻璃球等小物品，以防发生意外。

9. 不要让婴幼儿玩塑料袋，以防蒙住头、遮住口鼻，阻碍呼吸。

10. 刚会翻身的婴儿睡觉时，成人要加强看护，以免婴儿翻身成俯卧位时口鼻被枕头堵住，导致窒息。

小知识

意外发生时要冷静

在意外发生的时候，一定要保持冷静，反应要迅速，并且运用身边一切可以使用的器材施行紧急救护，然后将伤员迅速送往医院。另外，在平时一定要反复练习各项急救方法，熟练技巧，一条宝贵的生命，可能因您的帮助而获得重生！

诸如此类的注意事项还有许多，每一个人都应高度重视，这样才能杜绝在家中出现意外伤害。

九、重返家园

当灾后返回到家中时，应对如下进行检查。

● 检查室内天然气。如果闻到燃气味或听到咝咝的声音，首先应就近打开窗户并迅速离开。然后，设法关闭外面的燃气总阀，并迅速拨打燃气公司急救电话。

● 检查电路。重点查看电线、开关和插座等是否松落。

● 检查房屋结构。重点查看屋顶、地基和烟囱是否有裂缝等。不要在可能发生坍塌的房屋中休息、住宿。

● 检查水管和下水道系统。如果水管损坏，应立即关掉总水阀；自来水可能被污染，应在接到有关单位安全用水的正式通知后，才能恢复使用；井水需要在有关单位检验后才能饮用。

● 检查食品和所有生活用品。消毒、清洗家中物品，对家中可能受到污水、细菌或化学品污染的物品进行消毒、清洗，并对可能受到污染的食品进行封装并标注"不可食用"后放到垃圾处理点。

思考练习题

1. 如何拟订家庭急救计划？
2. 家庭急救物品有哪些？
3. 如何制订家庭应急预案？
4. 为什么建议每个家庭都要配备急救包？
5. 家庭常用药品有哪些？
6. 为什么要消除家庭中的危险因素？

培训笔记

第五单元

气象与地质灾害的应对

一、高温

高温预警信号分为二级，分别以橙色、红色表示。

连续三天的日最高气温在35℃以上的即是高温天气。南方夏天气温高，持续时间长，要做好防暑降温工作。

应对措施

1. 发现中暑的严重病人应速送医院治疗。

2. 一般中暑病人只需转移至阴凉、通风的地方，服用降温药品即可。

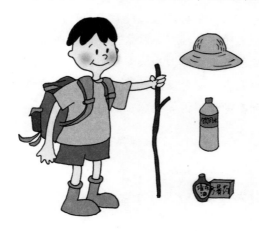

高温橙色预警信号

24小时内最高气温将升至37℃以上。

专家提示

    1.尽量避免午后高温时段的户外活动，对老、弱、病、幼人群提供防暑降温指导，并采取必要的防护措施。

    2.注意防范因用电量过高，电线、变压器等电力设备负载大而引发火灾。

    3.户外或高温条件下的作业人员应采取必要的防护措施。

    4.注意作息时间，保证睡眠，必要时准备一些常用的防暑降温药品。

    5.加强防暑降温保健知识宣传。

高温红色预警信号

24小时内最高气温将升至40℃以上。

专家提示

    1.白天减少室外活动，午后高温时段减少户外活动和剧烈运动。

    2.不要长时间在太阳下暴晒，如有不适，应立即休息。

    3.高温天气，容易让人疲劳、烦躁和发怒，应注意调节情绪。

    4.室内空调宜设置在比室外温度低3℃～5℃，不宜低于26℃。

    5.老人、小孩如有身体不适等症状应及时就医。

二、暴雨

    暴雨预警信号分为三级，分别以黄色、橙色、红色表示。暴雨来临前，应做好相关防暴雨工作。

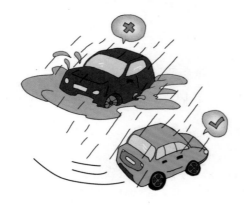

应对措施

1. 下暴雨时尽量不要外出，必须外出时应尽量做好防雨措施。

2. 行车时遇路面、涵洞以及低洼地积水过深，应尽量绕行。

3. 暴雨陡降使街道变成"河流"时，最好不要通行，防止危险发生。

4. 暴雨时应远离沼泽、滩地、河边、堤坝，同时山脚下或山坡上也不宜久留，以防暴雨引发泥石流和滑坡。

5. 暴雨时，居住在危旧房屋或处于低洼地势的人群应及时撤出。

6. 途中突遇暴雨，一定要及时到亭子或者商店等安全处避雨，千万不要躲在树下。

暴雨黄色预警信号

6小时降雨量将达50mm以上，或过去6小时降雨量已达50mm以上且强降雨（1小时10毫米以上的降雨）可能持续。

专家提示

1. 采取防御措施，保证学生安全。

2. 相关单位做好低洼、易受水淹地区的排水防涝工作。

3. 驾驶人员应注意道路积水和交通阻塞，确保安全。

暴雨橙色预警信号

3小时降雨量将达50mm以上，或过去3小时降雨量已达50mm以上，且强降雨可能持续。

专家提示

1. 暂停户外作业，人员尽可能停留在室内或者安全场所避雨。
2. 交通管理部门应对积水地区实行交通引导或管制。
3. 转移危险地带以及危房居民到安全场所避雨。

暴雨红色预警信号

3小时降雨量将达100mm以上，或已达100mm以上且强降雨可能持续。

专家提示

1. 人员应留在安全处所，户外人员应立即到安全地方暂避。
2. 相关应急处置部门和抢险单位随时准备启动抢险应急方案。
3. 医院、学校、幼儿园以及处于危险地带的单位应停课、停业，民众立即转移到安全地方暂避。

三、大雾

大雾预警信号分为三级，分别以黄色、橙色、红色表示。

大雾天气，由于能见度差、路面湿滑，容易引发撞车、撞人事故。冬季常出现大雾天气，交通部门、驾驶人员和行走在公路上的人群都要特别注意。

应对措施

1. 行人要走人行道，要按红绿灯指示通行。

2. 在高速公路上行驶的车辆，遇大雾天气，能见度过低，应立即开启雾灯、应急灯，减速慢行，或驶入最近停车场或服务区。

3. 遇大雾天气，机场、高速公路、轮渡码头要加强调度指挥，采取交通管制措施。

4. 遇大雾天气，应听从交警指挥，严格控制车、船的行进速度。

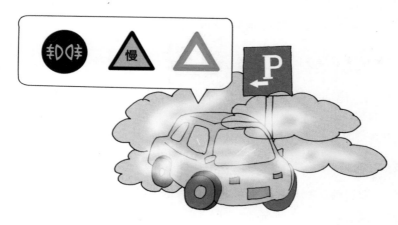

大雾黄色预警信号

12小时内可能出现能见度小于500m的浓雾，或已经出现能见度小于500m大于（等于）200m的浓雾，且可能持续。

专家提示

1. 驾驶人员注意浓雾变化，小心驾驶。

2. 机场、高速公路、轮渡码头注意交通安全。

大雾橙色预警信号

6小时内可能出现能见度小于200m的浓雾，或已经出现能见度小于200m大于（等于）50m的浓雾，且可能持续。

专家提示

1. 浓雾使空气质量明显降低，居民需适当防护。
2. 由于能见度较低，驾驶人员应控制速度，开启防雾灯，确保安全。
3. 机场、高速公路、轮渡码头应采取措施，保障交通安全。

大雾红色预警信号

2小时内可能出现能见度低于50m的强浓雾，或已经出现能见度低于50米的强浓雾，且可能持续。

专家提示

1. 受强浓雾影响的机场暂停飞机起降，高速公路和轮渡暂时封闭或停航。
2. 采取有效措施保障交通安全。

四、洪灾

洪灾是指由于暴雨或水库溃坝等引起江河水量迅猛增加及水位急剧上涨的自然灾害。

应对措施

1. 突然遭遇洪水袭击，要保持冷静，尽快向高处转移。
2. 在野外游玩，面对突发洪水，应迅速撤离。如遇汛期河道涨水，不要强行过河。
3. 被洪水包围时，应尽可能利用船只、木排、门板、木床等进行水上转移。

选择距家最近、地势较高、交通方便以及卫生条件较好的地方避难。坚固的高层楼房楼顶是暂时避险的好地方。

　　4. 不要穿越被洪水淹没的桥面或公路，避免被洪水困住。

　　5. 对溺水者，立即进行人工呼吸和心肺复苏急救。

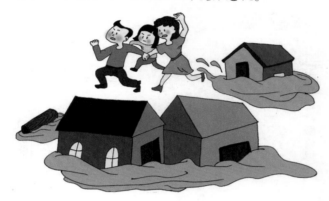

　　专家提示

　　1. 建房应选择在平整稳定的山坡或高地，要远离河滩、沟谷等低洼地带。

　　2. 严禁乱砍滥伐、乱采乱挖、毁林开荒等破坏自然生态的行为。

　　3. 大灾过后往往伴随疫情发生，应积极主动做好疫病防治工作，加强粪便、农药、鼠药等的管理，要特别重视食品和饮用水的安全。

五、雷电

　　雷电是雷雨中的电能释放现象。强雷电多发生在春夏之交和夏季的强对流天气。雷电可能会破坏建筑物、电气设备，也可能伤害人、畜禽等。

　　应对措施

　　1. 关闭门窗，远离门窗、水管、煤气管等金属物体；在室外活动时要立即寻找避雷场所，不要在空旷的操场、球场停留。

　　2. 关闭家中电器，拔掉电源插头，防止雷电从电源线侵入。

3. 打雷时，应迅速离开山顶、大树、高塔、电线杆、广告牌等。

4. 在外行走，人与人之间应适当拉开距离，以防被雷击中后，电流互相传导。

5. 在有水区域游玩，应迅速离开水面，如停止游泳、划船、钓鱼等水上活动。

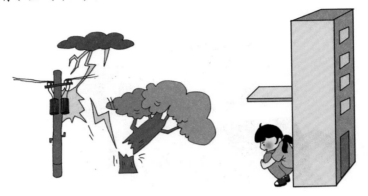

专家提示

1. 高大建筑物上必须安装避雷装置，防御雷击灾害。

2. 雷雨天，尽量不要使用手机。

3. 对被雷电击中的人员，应立即进行心肺复苏急救。

4. 雷雨天切忌用太阳能热水器洗澡。

小知识

哪些人易被雷击

闪电的受害者有2/3以上是在户外受到袭击。他们每3个人中有两个幸存。在闪电击死的人群中，85%是男性，年龄大都在10～35岁之间。死者以在树下避雷雨的最多。

六、道路结冰

道路结冰预警信号分为三级，分别以黄色、橙色、红色表示。

道路结冰是指温度低于0℃的地面出现的积雪或结冰现象。道路结冰通常包括冻结的残雪、凹凸的冰辙、雪融水或其他原因的道路积水在寒冷季节形成的坚硬冰层。

应对措施

1. 驾车出行要注意观察道路结冰路段的路况，安装轮胎防滑链或换用雪地轮胎，加大行车间距，不要超车、加速，急转弯不要紧急制动。

2. 减少外出活动，尽量不要在结冰路段骑摩托车和自行车。

3. 在结冰路段上，应远离或避让机动车和非机动车辆。

4. 在结冰路段发生交通事故后，应在现场设置标志，避免二次事故发生。

5. 在结冰路段发生交通事故后，应及时拨打报警电话120和122。

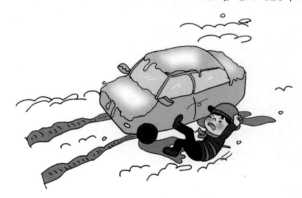

道路结冰黄色预警信号

12小时内可能出现对交通有影响的道路结冰。

专家提示

1. 交通、公安等部门要做好应对准备工作。

2. 驾驶人员应注意路况，安全行车。

道路结冰橙色预警信号

6小时内可能出现对交通有较大影响的道路结冰。

专家提示

1. 行人出门注意防滑。
2. 交通、公安等部门注意指挥和疏导行驶车辆。
3. 驾驶人员应采取防滑措施，听从指挥，慢速行驶。
4. 其他参阅道路结冰黄色预警信号。

道路结冰红色预警信号

2小时内可能出现或已经出现对交通有很大影响的道路结冰。

专家提示

1. 相关应急处置部门随时准备启动应急方案。
2. 必要时关闭结冰道路交通。
3. 其他参阅道路结冰橙色预警信号。

七、地震

地震灾害的伤亡主要由建筑物倒塌、山体滑坡造成。地震发生时，应迅速携带应急箱（包）并选择合适的避难场所躲避。

应对措施

1. 住楼房居民应选择厨房、卫生间等开间较小的空间避震；也可躲在内墙根、墙角、坚固的家具旁等易于形成三角空间的地方；远离外墙、门窗和阳台；不要乘坐电梯，更不能跳楼。

2. 在教室上课的学生，应迅速抱头、闭眼，注意保护头部，利用讲台、课桌下边等地方躲避，或迅速跑到操场躲避。

3. 在野外活动时，应尽量避开山脚、陡崖，以防滚石和滑坡。

4. 正在江边游玩时，应迅速逃离江边，以防地震引起江水涌起，甚至可能发生决堤与堰塞湖，引发洪水。

5. 身体遭到地震伤害时，要设法清除压在身上的物体，尽可能用湿毛巾捂住口鼻防尘、防烟；用石块或铁器等敲击物体与外界联系，注意保存体力，不要大声呼救，等待救援。

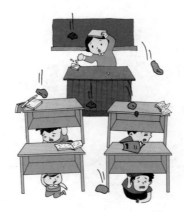

专家提示

1. 遇到地震要保持镇静，不能乱跑。震后应有序撤离。

2. 已经脱险的人员，震后不要急于回屋，以防余震。

3. 对于震动不明显的地震，不必外逃。

4. 遭遇震动较强烈的地震时，是逃是躲，要根据当时震情决定。

5. 关注政府发布的最新消息，不听信和传播谣言。

八、泥石流

泥石流是在山区沟谷中，由暴雨、暴雪或其他自然灾害引发的山林滑坡，并携带大量泥沙、石块的特殊洪流。泥石流来势凶猛，对农田、道路、桥梁等建筑物破坏极大。

➕ 应对措施

1. 在山区行走，一旦遭遇大雨、暴雨或发现有泥石流迹象，不要在低洼的谷底或陡峭的山坡下躲避、停留，应立即观察地形，转移至沟谷两侧山坡或高地。

2. 在沟谷活动时，如果发现有异常声音或听到警报时，应立即逃离现场。逃生时，要抛弃一切影响奔跑速度的物品。

3. 泥石流发生后，如果来不及避难，一定要设法逃出房屋到开阔地，防止被泥石流压埋。

4. 发生险情，立即拨打急救电话120，报告自己的方位和险情，寻求救援。

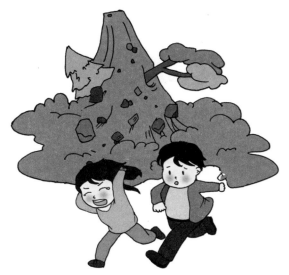

🎓 专家提示

1. 泥石流发生前的迹象：河流突然断流或水势突然加大，并夹有较多柴草、树枝；深谷或沟内传来类似火车轰鸣或闷雷般的声音；沟谷深处突然变得昏暗，并有轻微震动感等。

2. 去山地户外游玩时，应选择平整的高地作营地，尽可能避开河（沟）道弯曲的凹岸或地方狭小高度又低的凸岸。

3. 切忌在沟道处或沟内的低平处搭建宿营棚。当遇到长时间降雨或暴雨时，应警惕泥石流发生。

九、崩塌

崩塌易发生在较为陡峭的斜坡地段。崩塌常导致道路中断、堵塞，或坡脚处建筑物毁坏倒塌，如果发生洪水还可能直接转化成泥石流。更严重的是，因崩塌堵断河流而形成天然坝，引起上游回水，使江河溢流，造成水灾。

应对措施

1. 行车中遭遇崩塌不要惊慌，应迅速离开有斜坡的路段。

2. 因崩塌滑坡造成堵塞时，应听从指挥，有序撤离。

专家提示

1. 夏汛时节，选择去山区峡谷游玩时，一定要事先收听当地天气预报，不要在大雨后、连续阴雨天进入山区沟谷。

2. 雨季时切忌在危岩附近停留和行走。

3. 不能在凹形陡坡、危岩突出的地方避雨、休息和穿行，不要攀登危岩。

4. 山体坡度大于45°，或山坡成孤立山嘴、凹形陡坡等形状，以及坡体上有明显裂缝，均容易形成崩塌。

思考练习题

1. 高温天气如何预防中暑？

2. 怎样预防山区洪涝灾害？

3. 大雾天气开车有哪些注意事项？

4. 在室外作业时，怎样预防雷击？

5. 地震发生时，你正在家里（26层楼）煮饭，如何避险？

6. 一般崩塌发生前有哪些主要特征？

培训笔记

第六单元

火灾自救求生

一、家庭火灾

家庭火灾一般发生很突然，人们在瞬间有可能被高温、烈火、烟雾和毒气包围。

1.迅速用扫帚、拖把、衣物等扑打灭火，或用浸湿的棉被覆盖灭火，或将燃烧的物品全部盖住。

2.室内起火，不要贸然打开门窗，否则，空气流通会让火势扩散。

3.炒菜油锅着火时，应迅速盖上锅盖灭火。切忌用水浇，以防燃油溅出，引燃其他可燃物。

4.电器起火，应先切断电源，再用湿棉被或湿衣服将火压灭。电视机起火，灭火时要特别注意从侧面靠近电视机，以防显像管爆炸伤人。

5.火势无法扑灭时，应该迅速撤离火场。

6.如有浓烟，不能直立行走，应弯腰贴近墙壁，朝安全出口方向逃离。

1.不要随意乱扔烟蒂，应把烟蒂掐灭在烟缸内。不要在酒后、疲劳时或临睡前躺在床上或沙发上吸烟。

2.教育小孩不要玩火，应把火柴、打火机等放在小孩拿不着的地方。

3.外出时、临睡前要熄灭室内外的火种，关闭煤气、液化气的总阀门。

4. 不要乱拉、乱接电线，使用电熨斗、电吹风、电热杯、电取暖器等家用电热器具时，人不能离开，也不要用灯泡取暖或烘烤衣物。

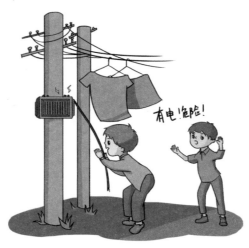

二、高楼火灾

高层建筑发生火灾不容易逃生、救援困难，常常因人员拥挤阻塞通道，造成互相踩踏的惨剧。

应对措施

1. 发现火情，及时报警，用灭火器扑灭火源。

2. 楼层不高，可用绳子或将床单、窗帘等撕成条状进行连接，拴紧在门、窗、栏杆上，再顺势下滑，或利用室外水管逃生。

3. 如通道被火封住，无路可逃时，可靠近窗台和阳台呼救，同时关紧门窗，用湿毛巾、湿布堵塞门缝，防止烟火侵入，等待救援。

4. 房门被烈火封住，不要轻易开门，以免引火入室。

5. 在窗口伸出衣物或大声呼叫，吸引救援人员前来营救。

6. 逃生时，不要乘坐电梯和盲目跳楼。

7. 平时多留意逃生路线，家中备好急救绳索，最好配备一套家庭应急箱（包）。

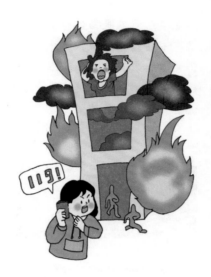

专家提示

1. 火场能见度非常低，保持镇静、不盲目行动是安全逃生的重要前提。

2. 因供电系统随时会断电，千万不要乘坐电梯逃生。

3. 等待救援时应尽量在阳台、窗口等容易被发现的地方等待。靠墙躲避，因为消防人员进入室内救援时，大都是沿墙壁摸索行进的。

4. 不要轻易跳楼。要在消防队员准备好救生气垫或楼层不高的情况下，或者如不跳楼就会丧命的情况下，才能采取此方式。

5. 公共通道平时不要堆放杂物，否则既容易引发火灾，也会妨碍发生火灾时的逃生及救援。

三、公共场所火灾

公共场所人多拥挤，一旦发生火灾，容易堵塞通道，发生互相踩踏等事故。

应对措施

1. 及时报警，用消防器材及时灭火。

2. 沉着镇静，千万不要惊慌失措，盲目乱跑。

3.火势蔓延时，应用湿毛巾或湿衣服捂住口鼻，放低身体姿势，浅呼吸、快速、有序地向安全出口撤离。不要大声呼喊，防止有毒烟雾吸入呼吸道。

4.逃离时关紧房门，将火焰和浓雾控制在有限的空间内。

5.利用建筑物阳台、避难层、室内设施、缓降器、救生袋、应急逃生绳等逃生。

6.无路逃生时，应靠近窗户或阳台，关紧门窗，向外呼救。

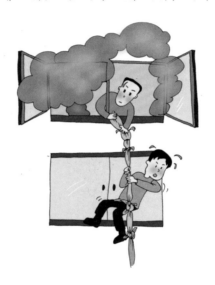

专家提示

1.人员密集场所的安全出口都有应急标志，平时应多加留心。

2.千万不要乘电梯逃生。

3.不要轻易跳楼，除非火灾已经危及生命。

4.下榻宾馆、酒店后，应特别留心服务方提供的火灾逃生通道图，或自行了解安全出口方位。

5.逃生时千万不要拥挤。

四、校园火灾

校园火灾可能是电线短路、接头接触不良导致电器线路火灾，也可能是被附近燃烧的楼房引燃。校园发生火灾，危及学生生命，因此要特别注意防范。

应对措施

1. 不要慌乱、拥挤、盲目逃生，应在安全员指挥下，有组织疏散。

2. 打破楼梯间的窗户玻璃，向外高声呼救，让救援人员知道其位置，便于营救。

3. 逃生过程中，用湿毛巾捂住口鼻，防止吸入毒气，并采用弯腰低姿势逃离。

4. 撤离火场动作迅速，不要收拾书包等物品，尽快撤离，以免耽误逃生时间。

5. 当被烟雾熏至窒息失去自救能力时，应努力滚向墙边或门口，这样能避免因房屋倒塌砸伤自己。

6. 身上着火，应快速就地打滚，将火扑灭。

7. 立即拨打119报警电话。

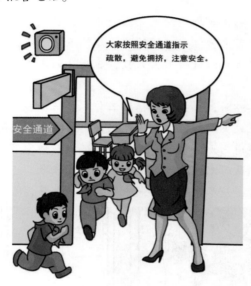

专家提示

1. 同学之间要互相照顾，尤其要照顾弱小、行动不便的同学。

2. 用手或湿毛巾捂住口鼻，迅速弯腰离开教室，靠右行走楼梯，离开学校或来到操场。

3. 平时多开展安全教育，让学生了解火灾的危害，并学会如何使用灭火器。

4. 应该教会学生在遇到火灾时保持镇静，在拨打火警电话时能准确说出自己所在位置及联系电话。同时，学生应掌握基本用电常识和基本逃生常识。

五、轻轨、地铁着火

轻轨、地铁都是现代每个城市的主要交通工具之一。由于地铁本身独有的特点，一旦起火，容易造成火势蔓延和有毒浓烟的产生，不仅威胁到乘客的生命安全，更给疏散和救援工作造成较大困难。轻轨列车、地铁列车一旦失火，地下电源可能会被自动切断，通风空调系统失效，失去了通风排烟作用，危害性极大。

应对措施

1. 发生火情时应利用车厢内的灭火器进行灭火自救。轻轨列车灭火器位于车厢连接处，地铁列车灭火器位于车厢两端的座位下。

2. 火势蔓延，乘客无法进行灭火自救，应听从列车工作人员指挥，进行有序疏散。

3. 列车行驶至车站时，应按照广播和工作人员统一指挥和引导，沿疏散逃生方向进行疏散。如果火灾引起停电，应按照应急灯指示标志有序疏散逃生。

4. 着火列车在隧道内无法运行，需要在隧道内疏散乘客时，调度指挥中心应根据列车所在位置，及时启动应急预案，组织乘客疏散。

5. 疏散、逃生时，应尽量用毛巾或衣物等捂住口鼻，减少烟雾吸入。

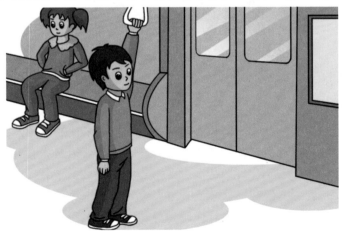

专家提示

　　1.进入轻轨、地铁后，要对其内部设施和结构布局进行观察，熟记疏散通道安全出口的位置。不要贪恋财物，不要因为顾及贵重物品而浪费宝贵的逃生时间。

　　2.浓烟下采用低姿势撤离，因为烟较空气轻而飘于上部，贴近地面逃离是避免烟气吸入的最佳方法。视线不清时，可用手摸墙徐徐撤离。

　　3.要听从工作人员指挥或广播指引，要注意朝明亮处、迎着新鲜空气撤离。

　　4.遇火灾时不可乘坐电梯或扶梯。

　　5.身上着火时千万不要奔跑，可就地打滚或用厚重的衣物压灭火苗。

六、客船着火

　　乘坐的客船一旦失火，由于船舶空间狭小，火势蔓延速度惊人，很可能造成重大损失。客船发生火灾时，盲目地跟着已失去控制的人乱跑乱撞是不行的，一味等待他人救援也会贻误逃生时间，积极的办法是赶快自救或互救逃生。

应对措施

　　1.如客船在航行时起火，工作人员应引导乘客向客船的前部、尾部或露天板疏散逃生。

　　2.如果火势蔓延，封住走道时，来不及逃生的乘客应立即关闭房门，不让浓烟、火焰侵入。

　　3.穿救生衣跳水时，双臂要交叠在胸前，压住救生衣。起跳时要深吸一口气，用手捂住口鼻，眼望前方，双腿并拢伸直，脚先入水。不要向下望，防止身体向前扑进水里而受伤。

　　4.情况紧急时，应随手抓一件可漂浮物品跳船。跳船后，两脚划蹬，注意保存体力，等待救援。

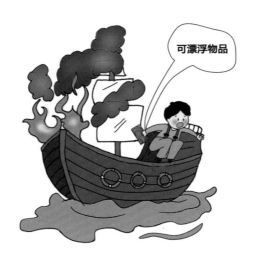

可漂浮物品

专家提示

1. 客舱内部构造成复杂，发生火灾不要乱跑，听从指挥。
2. 需要弃船逃生时，可利用救生船、救生衣、救生圈逃生。

七、汽车着火

汽车失火最危险的是油箱可能随时爆炸。这不仅威胁着司乘人员的生命安全、损毁车辆，而且还会影响交通秩序。

应对措施

1. 汽车发动机着火时，应立即停车、熄火，让乘车人员迅速下车，用随车灭火器，对准着火部位正面猛喷，扑灭火焰。
2. 汽车在加油站着火应立即停止加油，迅速将车开出加油站，用随车灭火器或加油站的灭火器以及衣物等将火焰扑灭。
3. 汽车碰撞后起火，应迅速打开车门，让乘车人员逃离，如车门损坏，乘车人员应立即破窗而出。
4. 公共汽车起火，应立即开启车门，让乘客迅速下车，并立即用随车灭火器灭火。

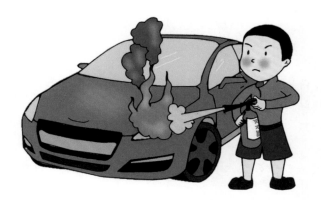

专家提示

1. 不准携带易燃、易爆等危险品乘坐公共交通工具。

2. 应随车配备灭火器，并学会正确使用。

八、森林火灾

森林火灾是指失去人为控制，在林地内自由蔓延和扩展，对森林、自然生态系统和人类造成危害和损失的林火灾害。

应对措施

1. 发现森林火灾，应立即向当地村组、机关、企事业单位呼救，并向当地政府、森林防火指挥部报告，在有关部门的统一组织和指挥下参加扑救，严禁单独行动。

2. 在山高坡陡、地形复杂、风向多变的特殊条件下，夜间对火场原则上是围而不打，应组织开设防火隔离带间接扑灭。

3. 千万不要进入三面环山、鞍状山谷、狭窄草塘沟、窄谷、向阳山坡等地段直接扑打火头。

4. 陷入危险环境时，应迅速进入火烧迹地避火；无法突围时，应选择在植被少、火焰低的地区扒开浮土直到见着湿土，把脸放进小坑里面，用衣服包住头，双手放在身体正面，避开火头。

专家提示

1. 不要在林内的坟场、庙外烧香烛纸钱、燃放烟花鞭炮。进行祭奠时，应当采取送鲜花、栽纪念树等文明、生态的方式。

2. 加强对小孩、老人和痴、呆、傻以及精神病人等特殊人群的监护，防止弄火成灾。

3. 不得动员和组织残疾人员、孕妇、60岁以上的老人和未成年人参加森林扑火。

4. 扑救森林火灾时，应事先选择好避火安全区和撤退路线，以防不测。

思考练习题

1. 高楼发生火灾后怎么逃生？
2. 公共场所发生火灾后怎么脱险？
3. 校园发生火灾怎么开展自救互救？
4. 轻轨、地铁着火后怎么逃生？
5. 怎样参与森林发生火灾后的灭火？

培训笔记

第七单元

突发事件自救求生

一、人群密集场所险情

（一）公共场所险情

人员稠密的公共场所，如公园、商场、体育场馆、影剧院、KTV、网吧等，一旦发生混乱，后果不堪设想。

应对措施

1.在公共场所遇到拥挤或紧急情况时，应保持镇静，在相对安全的地点短暂停留。

2.注意收听广播，服从现场工作人员引导，尽快从就近安全出口有序撤离，切勿逆着人流行进或抄近路。

3.人群拥挤时，要用双手抱住胸口，以免内脏被挤压而受伤，最好能靠边走，以便减少人群压力。

4.在人群中不小心跌倒时，应立即收缩身体，紧抱着头，最大限度地减少伤害。

专家提示

1.进入公众场所，要提前观察好安全通道、应急出口的位置。

2.去参加大型集会，尽量穿平底鞋，以防摔倒。

3.切勿堵塞公共场所的安全门，或在安全通道上堆积杂物。确保公共场所消防设施完备，并符合应急要求。

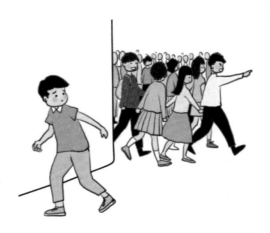

（二）游乐场所险情

游乐设施发生故障时会造成游客恐慌、受困以及其他危险事故。

 应对措施

1. 在游乐场所游玩过程中，若出现身体不适，应及时大声提醒工作人员停机。

2. 游乐设备出现非正常情况停机时，千万不要乱动和自己解除安全装置，应保持镇静，听从工作人员指挥，等待救援。

3. 在游乐场所出现意外伤亡等紧急情况时，切忌恐慌、起哄、拥挤，应及时有序疏散、撤离。

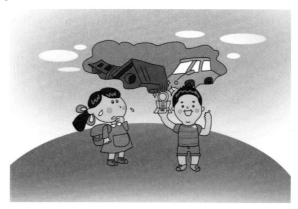

专家提示

1. 认真阅读《游客须知》，听从工作人员讲解，掌握游玩要点。

2. 患有高血压、心脏病等人员，不要游玩与自己身体不适应的项目。

3. 未成年人游玩时应有监护人在场。

（三）地下商场险情

地下商场一般在地下呈封闭状态，如果发生火灾，高温、烟雾或毒气就会迅速充满地下空间，出现险情；另外，还存在发生倒灌危险。

应对措施

1. 在地下商场内遇到火灾，应用衣物、毛巾等捂住口鼻，低姿、快速有序地沿着地面或侧墙有安全疏散指示标志的方向疏散。

2. 若被火灾困在地下商场内，应通过不断敲打水管或打电话等方法进行呼救；在有采光窗井的地方，也可进入窗井向外界呼救。

3. 发生险情后应听从工作人员指挥调动。

4. 地下商场如发生倒灌，应及时关闭下水管阀门。

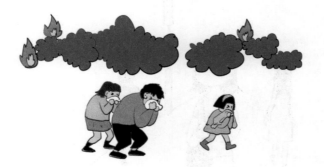

专家提示

1. 定期检查地下商场的烟火报警器，保证其功能有效；并设置防火隔断区以供避火。

2.定期清理地下商场周边地区排水沟内杂物，保证排水通道畅通。

3.一旦发现地下商场下沉、坍塌，应立即远离出险位置。

4.建在地下商场上的房屋出现下沉或结构变形时，应立即组织该区域的人员撤离。

（四）抢夺与抢劫

抢夺与抢劫是指用暴力夺取他人财物的行为。"两抢"案件具有发案多、频率高、侵害面广的特点，社会危害较大。

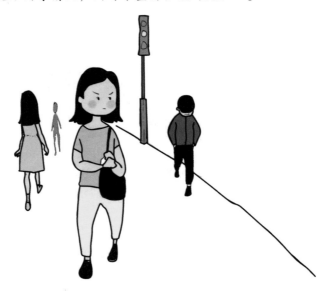应对措施

1.在人员聚集地区遭到抢劫，被害人应大声呼救，震慑犯罪分子，同时尽快报警。

2.在僻静地方或无力抵抗的情况下遭遇抢劫，应放弃财物，保全生命，待处于安全状态时，尽快报警。

3.遭遇抢劫时，要尽量记住歹徒人数、体貌特征、口音、所持凶器、逃跑车辆车牌号及逃跑方向等情况，同时尽量留住现场见证人。

专家提示

1. 到银行存取大额款项时应尽量有人陪同，最好以汇款方式代替提取大量现金；输入密码时，应防止他人窥探；不要随手扔掉填写有误的存取款单；离开银行时，应警惕是否有可疑人员尾随。

2. 老人及少年儿童不要随身携带贵重物品和大量现金。

3. 驾车外出时，应随手将车门锁按下，尽量关闭车窗，不要将皮包和现金任意置于座位上，以防犯罪分子撬开车门抢包。

4. 上街时，看管好自己的手提包、移动电话、金项链等贵重物品，不给作案者作案的机会。

5. 打电话或在一个地方等人时，应尽量保证背后的安全，要注意自己前后的车辆及行人的动态变化。

（五）入室盗窃

入室盗窃具有隐蔽性，容易造成受害人较大的财产损失，甚至对其生命安全构成直接威胁。

应对措施

1. 夜间遭遇入室盗窃，应沉着应对，切忌立即起身查看甚至开灯。可以咳嗽几声，故意大声说话，或用手机悄悄拨打110报警，千万不可一时冲动，造成不必要的人身伤害。

2. 不要让盗窃者靠近自己，有能力反抗的应尽力反抗，否则，应放弃财物，确保生命安全。

3. 家中无人时遭遇盗窃，发现后应立即报警，并保持现场。

专家提示

1. 邻里之间要相互照应，当遇到陌生人在住所附近徘徊时，一定要多加小心，注意观察，发现其有不正常行为时应立即报警。

2. 有条件的尽可能安装防盗门和摄像头。

3. 要辨别上门推销员、维修工、家政服务人员等的身份，不要让陌生人进屋。

4. 保护好家人的信息和隐私，不要在公共场所夸大、炫耀财富。

（六）拐骗

拐骗儿童的歹徒有很多种作案方法，如用糖果引诱孩子，或谎称是孩子的亲属来接孩子回家，甚至以恐吓、麻醉等手段强行劫持、拐走儿童。

应对措施

1. 中小学生尽量不要夜间外出，外出时可以与同学结伴一起走。外出前要告诉父母，与谁在一起。

2. 不要单独去游戏厅、电影院等情况比较复杂的公共场所。

3. 不要接受陌生人的请吃和游玩，不要搭乘陌生人的顺路车，不要跟陌生人到离家较远的地方去。

4. 不要与陌生人说话。如果发现有陌生人跟踪，要往人多的地方走，可向警察求助或打电话让家人来接。

5. 如果遇到坏人企图拐骗，要敢于大声呼救，同时找机会逃跑，使坏人不敢声张和追赶。

6. 家人带孩子外出时一旦发现孩子走失，要立刻向所在场所的工作人员求助，紧急情况时拨打110报警。

专家提示

1. 不要贪图便宜，随意相信陌生人。

2. 监护人要保护好孩子，带小孩外出一定要视线不离孩子，更不要让其单独行动。

3. 家长要告诉孩子一些防范知识，让孩子记住家人、父母单位的电话和110报警电话，以及家庭地址、父母的姓名和工作单位，万一遇到紧急情况可以想办法联系家人或报警。

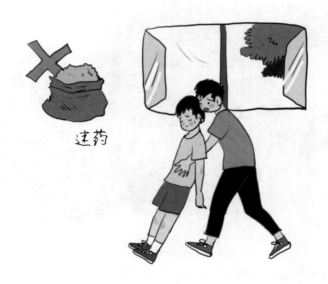

速药

二、出行安全与自救

（一）乘坐火车

现在由于火车提速，高铁、动车不断增多，加上运行速度快，经济实惠，不少人出行选择乘坐高速列车。

应对措施

1.在站台上候车时，要站在安全线内，以免被列车卷下站台，发生危险。

2.列车行进中，不要把头、手、胳膊伸出车窗外，以免被沿线的信号设备等刮伤。

3.不要在候车门和车厢连接处逗留，那里容易发生夹伤、扭伤、卡伤等事故。

4.乘坐卧铺列车，睡上、中铺要挂好安全带，防止掉下摔伤。

5.如果发现行李被盗，应立即报警。

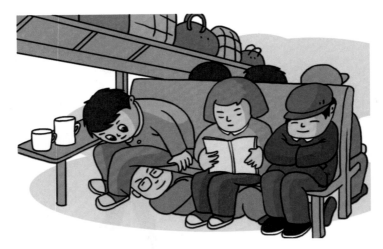

![专家提示]

1. 选择正规购票渠道购票，提前进站检票乘车。

2. 不要相信陌生人，不要随便告之家人和自己的信息，防止上当受骗。

3. 不带易燃易爆的危险品上车。

（二）乘坐轮船

水上交通事故是指船舶、浮动设施在海洋、沿海水域和内河通航水域发生的交通事故，包括碰撞事故、搁浅事故、触礁事故、触损事故、浪损事故、火灾事故、爆炸事故、风灾事故、自沉事故等。

![应对措施]

1. 船舶遇险时，一定要冷静沉着，听从船上工作人员指挥。

2. 发生翻船，应迅速穿上救生衣，带上救生圈，没有救生衣可用其他漂浮物作为救生用具。

3. 如船体开始下沉，不要在倾倒的一侧跳水求生，防止被船体压入水下难以逃生；如果船体尾部首先下沉，应到船头处跳水求生。

4. 穿救生衣跳水，双臂应交叠胸前，压住救生衣，起跳时要深吸一口气，用手捂住口鼻，眼望前方，双腿并拢伸直，脚先入水。不要向下望，防止身体向前扑进水里而受伤。

5. 木质船舶翻船后，一般不会下沉，人被抛入水中后，应立即抓住船舶并设法爬到翻扣的船底上，等待救援。

专家提示

1. 上船后要尽快熟悉逃生路线和引导标记。

2. 船舶出现事故后，船舶上的人不要拥挤，保持通道和梯道上的秩序，顺着逃生路线前进。

3. 撤离船舶时，应有组织地进入救生艇筏，老弱病幼优先。

4. 逃生时不要争抢救生设备，更不能盲目跳入江中或海中。

5. 如遇人落水，可用救生圈、绳索、木板等施救。

小知识

穿救生衣的步骤和方法

第一步：将救生衣套在颈上，把带有口哨的长方形浮力袋子放置胸前，双手拉紧前领缚带，缚好颈带；

第二步：将缚带向下收紧，再向后交叉；

第三步：将缚带拉到身前，再穿过扣带环扎紧；

第四步：穿好后检查每一处是否系牢。

（三）乘坐飞机

民用航空事故是指民用航空系统所处的一种紧急状态，在这种状态中，人员及设备有受到伤害或损坏的危险。

应对措施

1. 飞机紧急着陆和迫降时，应保持正确的姿势：弯腰，双手抱膝，头放在膝盖上，两脚前伸紧贴地板。

2.飞机舱内出现烟雾时，一定要把头弯到尽可能低的位置，先屏住呼吸，然后用饮料浇湿毛巾或手帕捂住口鼻后再呼吸，弯腰或爬行到出口处。

3.若飞机在海洋上空失事，要立即穿上救生衣。

4.在飞机撞地轰响瞬间，要立即解开安全带，朝着紧急出口逃跑。

5.飞机紧急着陆和迫降时，在机上人员与设备基本完好的情况下，听从工作人员指挥，迅速有序地由紧急出口滑落地面。

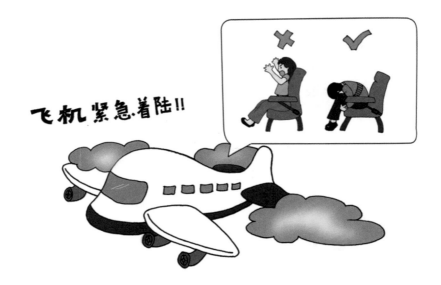

专家提示

1.飞机上不要打手机。

2.登机后，应先熟悉机上安全出口，听、阅有关航空安全知识，有不清楚的地方要及时请教乘务人员。

3.飞机起飞、着陆时必须系好安全带，飞行途中应按要求系好安全带。

（四）乘坐小游船

乘坐小游船游览参观，一旦发生翻船事故，就会危急生命。

应对措施

1. 一旦发生船舶侧翻，应迅速奔向通往甲板的最近出口，尽快跑到甲板上。

2. 如果不得不离开船只，一定要穿好救生衣。跳水时尽量选择较低位置，同时避开水面上的漂浮物，从船的上风舷跳下。

3. 如果船在左右倾斜，应从船首或船尾跳下。跳到水中应采取以下姿势，双脚并拢，屈到胸前，两手紧贴身旁，交叉放在救生衣上，使头颈露出水面。这样做，能有效地保持体温。

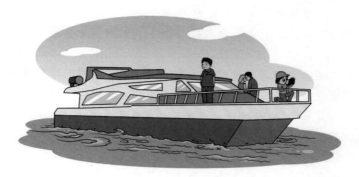

专家提示

1. 游船行进中，要穿好救生衣，不要随意走动。

2. 拉好扶手，防止碰撞受伤。

3. 老人和儿童应由成年人陪同，并负责对其监护。

4. 保管好随身携带的手机、相机等物品，防止掉入水中。

小知识

穿救生衣的注意事项

1. 穿救生衣前，应先检查救生衣浮力袋、领口带、腰带等是否有损坏。

2. 穿救生衣时应将配置了救生衣灯、反光膜的一面穿在外面，起到求救作用。

3. 救生衣时应将带子打死结，扣子要扣牢。

（五）自驾车游

自驾车游是现代人喜爱的一种出行方式，人们在快乐游的同时，也难免会遇到一些不安全的因素，如果碰到危难时刻应果断应对。

应对措施

1. 行车途中汽车突然起火，驾驶员应立即熄火、切断油和电源，关闭百叶窗和点火开关后，立即设法组织车内人员离开车体。

2. 车辆发生火灾，应尽快用灭火器、沙土、衣物或篷布蒙盖灭火，切忌用水扑救。

3. 若因车辆碰撞变形、车门无法打开时，可从前后挡风玻璃或车窗处脱身。

4. 车辆发生迎面碰撞，驾驶员应握紧方向盘，两腿向前蹬直，身体后倾，保持身体平衡，以免在车辆撞击时，头部撞击挡风玻璃而受伤。如果迎面碰撞的主要方位在临近驾驶员座位或者撞击力度大时，驾驶员应迅速躲离方向盘，将两脚抬起，以免受到挤压而受伤。

5. 汽车翻进河里，若水较浅并未淹没全车时，应待汽车稳定以后，再设法从安全的出处离开车辆；若水较深时，先不要急于打开车门和车窗玻璃，因为这时车门是难以打开的。此时，车厢内的氧气可维持5～10分钟，先将头部保持在水面上，同时深吸一口气，再迅速用力推开车门或打碎玻璃逃生。

6. 汽车翻车时，驾驶员应紧抓方向盘，两脚钩住踏板，使身体固定，随车体翻转。如果车辆侧翻在路沟、山崖边上时，应判断车辆是否还会继续往下翻滚。在不能判明的情况下，应维持车内秩序，让靠近悬崖外侧的人先下，从外到里依次离开。

7. 车辆向深沟翻滚，所有人员应迅速趴到座椅上，抓住车内的固定物，稳住身体，避免身体在车内滚动而受伤。

8. 刹车失灵，乘客绝不能盲目跳车。驾驶员要立即减挡降低车速，如减挡失败，驾驶员应将车辆开到靠近山体的一边去，必要时用车体侧面与山体刮撞，车内乘客应该抓紧固定物，减轻自身伤害。

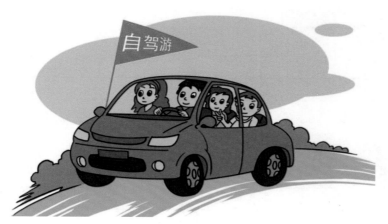

专家提示

1. 出发前应做好游玩攻略，如路线、食宿、景点、加油等都要做好规划。

2. 开车出行应遵守交通规则，不违规超车、不超速行驶、不疲劳驾车，不醉酒驾车，高速路上不要违章停车，或者私自下车拍照留影。

3. 讲文明，守礼节。行车到农田时，不要偷摘农民地里的西瓜、苹果、香蕉等水果。

4. 注意安全，防止自然灾害发生。

思考练习题

1. 公共场所一般有哪些险情?

2. 在游乐园要遵守哪些规定?

3. 发现入室盗窃怎么办?

4. 如何防止儿童被拐骗?

5. 乘坐客船有哪些安全措施?

6. 自驾车游要做好哪些安全工作?

培训笔记

第八单元

道路交通事故自救互救

一、交通事故预判与应对

根据《中华人民共和国道路交通安全法》规定，道路交通事故是指车辆在道路上因过错或者意外造成的人身伤亡或者财产损失的事件。随着社会的发展和进步，旅客和货物的运输量增多，特别是随着机动车拥有量的增多，道路交通事故日益严重，已成为和平时期严重威胁人类生命财产安全的社会问题。

一般来说，发生交通事故后，现场秩序混乱、伤情复杂、施救困难，此时急救人员应保持冷静，按照急救程序组织指挥现场急救，让伤员在第一时间内得到专业救护。

（一）道路交通事故概述

1. 道路交通事故的危害

道路交通事故是指车辆在道路上因过错或者意外造成人身伤亡或者财产损失的事件。据有关资料统计：我国是道路交通事故高发的国家，道路交通事故是造成人员伤亡主要原因之一。其中，公共交通事故，如发生在城市的公交汽车、长途客运汽车和出租车的撞车、翻车和起火等事故，对人民群众的生命安全威胁最大。

2. 事故现场特点

环境危险：许多道路交通事故常引发火灾、爆炸、追尾等事故，这些事故比事故本身造成的人身伤害可能更为严重。所以，一旦交通事故发生后，现场往往非常危险。

现场混乱：发生交通事故的瞬间可能造成多人受伤，如果再发生次生灾害，往往驾驶员和乘客会惊慌失措，现场必然出现混乱，容易造成更多的人身伤害。

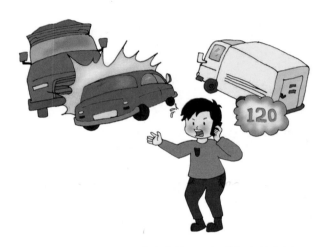

发生车祸，立即拨打急救电话

3. 损伤类型

减速伤：高速行驶的车辆突然制动或撞击物体时，由于强大的惯性和推力，车内人员机体会受到损伤。常见的有颈椎、颅脑、主动脉、心脏、鼻部、下颌骨、锁骨、肋骨等损伤。

撞击伤：车辆在行驶中直接撞击行人所致的损伤。受伤部位多在被撞击处和腔内脏器。由于车速快、力量大，一旦被撞击，伤者往往伤势比较严重。

碾压伤：由于车辆的碾压、推挤而造成的损伤，多出现粉碎性或开放性骨折、断肢、内脏器官破裂、表皮和软组织挫裂等。

跌扑伤：被车辆刮倒或自车上抛出摔在地面上所致。常见有表皮和软组织损伤、被锐器刺伤、骨折等，严重者可出现颅脑外伤。

挤压伤：撞车或车辆侧翻时，人体被车内物体、货物等挤压，可致挤压性综合征或创伤性窒息，进而导致急性肾衰竭或呼吸衰竭。

烧伤：由汽油或易燃易爆品燃烧所致。伤员伤势多较严重。

溺水伤：车辆沉入河塘中，可致溺水伤。

4. 伤情特点

由于致伤因素、致伤方式复杂多样，在同一伤员身上可出现多种损伤，所以，往往伤情复杂而且严重，多见骨折、关节脱位、颅脑损伤、血气胸、肝脾破裂等。伤员致残、死亡率高。严重创伤的表现如下：

● 呼吸、心搏骤停：多由严重的脑部损伤及胸部外伤等所致。

● 大出血：外伤大出血，常引起失血性休克。

● 昏迷：多由脑外伤、失血过多等所致。

(小)(知)(识)

报警电话有联运机制

拨打110报告交通事故时，110指挥中心可以将电话转接至122、119报警台，不用分别拨打电话报警。呼叫120救护车时应同时告知交通事故情况，急救中心将会转告122报警台。122报警台与急救中心有互相转告的联动机制。

（二）道路交通事故的预判

1. 发生事故的主要原因

道路交通是否安全与驾驶员、车辆、道路、管理等诸多因素有关，其中驾驶员是第一位的。据有关资料统计，机动车驾驶员交通违法是造成道路交通事故的主要原因，全国因驾驶员导致的交通事故占交通事故总数的90%以上。造成交通事故的违法行为主要有：超速行驶、疲劳驾驶、违规超车、不按规定让行、违规占道行驶、酒后驾车等。

因此，要预防交通事故的发生，最为重要的是应增强驾驶员的安全意识，驾驶员应遵守交通法规、保持良好的健康状态、采取安全礼让的驾驶行为。

2. 预防交通事故的措施

● 饮酒后不驾车：饮酒后人的反应能力下降，甚至动作失调、手脚失控、视物的立体感发生误差，此时驾车出行非常危险。

● 不疲劳驾驶：一般连续驾驶4小时必须休息，因为疲劳会使人的注意力和判断力下降，既不能留意到危险的情况，也不能对险情做出及时、正确的反应。

● 不超速行驶：在高速公路上如果行驶过快，驾驶员的动态视力会降低，视野变窄，判断能力减退，平衡感觉也有所变化，容易发生交通事故。

● 遇特殊路况谨慎行驶：出现沙尘、冰雹、路面结冰，或雨、雪、雾天气时应减速行驶；在凹凸不平的路上行驶，要留意障碍物。

● 妥善处理车辆故障：行驶途中车辆出现故障时，应将车辆移到不妨碍交通的地方停车检修，并开启危险指示灯。如果不能移动，应在开启危险警示灯的同时，在来车方向放置警示标志，必要时迅速报警。

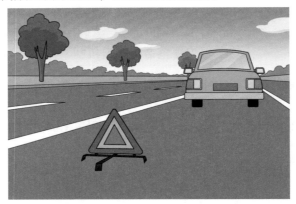

汽车发生事故后，按交通规则做好预防措施

● 做好安全防护：驾驶员和乘客在车辆行驶途中应系好安全带。有儿童乘车时应做好安全防护，最好准备儿童安全椅。

● 保持良好的健康状态：驾驶员应保证充分的睡眠和休息，保持稳定的情绪；应注意饮食卫生和进食规律，避免饥饿驾驶；应注意服用的药物是否有嗜睡的不良反应，不乱服药物；应保持良好的卫生习惯，预防呼吸道传染病，如果出现感冒、发热等疾病要及时治疗，不带病驾驶车辆。

● 不驾驶有故障的车上路：做好车辆的日常检查和保养，重点是防止电路老化、油路漏油、轮胎气压不足、机械摩擦等隐患引发火灾，避免因车辆的性能不佳、机件失灵或零部件损坏而引发行驶中的故障。

● 注意行车途中的安全：在车辆行驶中驾驶员不能使用手机；要注意礼让其他车辆、非机动车和行人，不可强行超车、并线，不可强行通过铁路道口等。

案例

懂与不懂急救的两种结果

案例一：2013年6月13日凌晨3时许，沈海高速江苏大丰白驹段突发大雾，一辆浙江宁波开往连云港东海的客车撞上前面的集装箱车，随后引发连环相撞事故，20辆车追尾共造成2人当场死亡、1人重伤、多人轻伤。在120救护车未抵达现场之前，现场围观的群众无人懂得急救知识，结果导致了事故发生之后的后果很严重。

案例二：2013年6月的一天，在国道上同向而行的两辆车发生追尾事故。其中一辆车上的司机左大腿出血不止。周围围观的群众无人敢上前去进行急救。但是司机比较镇定，首先立刻拨打了120急救电话；接着在行动不便的情况下，立即用左手掌根压住了自己的左侧腹股沟处的股动脉；一直等到了120救护车的到来，由专业的医护人员对其治疗之后，脱离了危险。

3. 车上配备的急救用品

在车上配备急救箱（包），装备必要的急救用品，有备无患。急救箱（包）里的主要物品包括：创可贴、碘伏棉球和酒精棉球、抗生素软膏、三角巾、无菌纱布、弹力绷带、一次性人工呼吸膜、一次性医用手套、口罩、剪刀、镊子、别针、胶带、手电筒、口哨、便签和笔等。另外，还应配备灭火器、三角警示架、交通警示反光背心等。

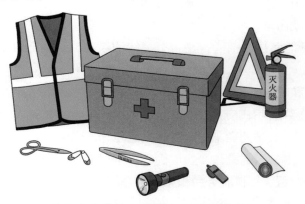

每辆小汽车都应该配备一个车载急救包

（三）道路交通事故的应对

道路交通事故突发后，驾驶员往往来不及思考和判断。一旦有人受伤，或现场出现混乱，更容易使人惊慌失措。这时，驾驶员既有可能是救护员，也有可能是伤员。作为救护员要镇静，注意保护自身安全，并根据现场情况，从容迅速地采取有效的应急措施。

1. 观察环境是否安全

● 观察现场是否存在危险情况，如是否有发生或可能发生爆炸、起火、有毒物品泄漏、高压电线掉落、继续发生车辆倾覆的危险等，如发现危险应立即报警呼救，有条件时，可设法排除和采取防护措施，防止发生二次伤害。

● 观察事故车辆是否有危险品标志或装有危险品，如化学物质、腐蚀性物质、放射性物质等，如有应及时躲避，不可盲目接近。

● 随时观察车辆是否有漏油、毒物泄漏，注意空气中是否有挥发性物质的气味，不可在现场吸烟或打火，防止起火和发生爆炸。

● 发现引擎盖或仪表盘有烟火冒出时，严禁打开引擎盖，应立即用随车携带的灭火器灭火。如果没有能力灭火，或火势较大、有可能发生爆炸，则应立即躲避到安全地点。

● 如果发现高压线断落，应在高压线8~10米以外设置警示标志。如果电线掉落在车上，要阻止任何人接触该车。

● 对已倾覆的车辆，要注意其是否稳定，如果不稳定，则不可接近，防止车辆再次倾覆造成伤害。

● 观察现场地面是否湿滑，是否有磕绊的杂物或锐利的金属和玻璃，避免被扎伤和绊倒。

2. 尽快报警和呼救

● 发生交通事故后，应及时拨打122或110报警；如有人受伤时，应拨打120呼救；如果有伤员被困在车里或有起火危险等，应拨打119火警电话。

● 报警和呼救时不要慌，尽量用简单、准确的语言说明现场情况。报告人如果不清楚身处位置，报警服务台和急救中心还可以通过卫星定位系统追踪报告人的准确位置。

● 报告人如果忘了自己该说什么，一定要清楚准确地回答接听者的问话，并等接听者告诉你可以挂电话时再挂断电话。

如果现场有伤员需要救护，在专业急救人员尚未到达时，可由多人分工分别救护伤员和报警呼救。

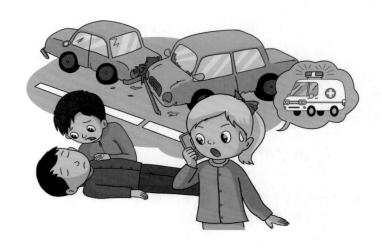

发生交通事故，立即报警，展开现场救护

（四）现场救护注意事项

● 在环境安全的前提下应首先抢救伤员。同时，救护员在抢救伤员时应尽量采取必要的自我保护措施，如戴手套、口罩等。

● 与他人一起合作救人。如果救护员是第一位到达现场的人，应寻找和争取附近其他人的支援。在救护伤员之前最好有第三者在场，可以彼此见证，避免误会，还可以互相帮助。

● 救护员开车到达时的停车位置应与事故现场保持一段距离，以便于先观察现场情况和采取自我保护措施。

● 迅速了解伤员情况和保护伤员，即了解伤员人数和受伤情况，是否有伤员被困在车厢内，以及车辆是否变形等。在救护伤员时首先要保护伤员的安全。

● 根据伤情的轻重缓急开展救护。如果现场伤员较多，救护员应根据伤情的轻重缓急，按照先救命、后治伤的原则，合理抢救，或协助专业急救人员对伤员进行检伤分类，分别救治。

● 救护员要相互协调配合。如果现场有两名以上的救护员，接受过救护训练的救护员应指挥其他人抢救。其他救助者可协助拨打报警和呼救电话、救护伤员、指挥过往车辆绕行、保护现场等，直到交通民警和专业急救人员到达。

● 保护好现场。在交通民警到达前因抢救伤员而必须移动伤员时，必须在伤员事故的位置做记号，并保全现场痕迹、物证，以便交警调查取证。

● 协助调查和处理。交警和急救专业人员到达后，现场救护人员应报告在现场观察到的情况和采取的应急措施。

二、发生车辆事故的自救

当车辆发生意外事故时，驾驶员首先不要慌张，要冷静采取避险自救的措施，保护自己和乘客的生命安全。车辆事故通常分为常见事故、汽车起火、汽车落水、被水淹没。

（一）汽车冲出路面时的自救

当汽车冲出路面的时候，驾驶员不要惊慌失措，要尽力保持车辆的平衡。等汽车停稳之后，拉紧手刹，再让车上人员有序下车，以免造成翻车。那么怎样开展自救呢？

1. 车身不稳时不要下车。

2. 前轮悬空时先让前面乘客下车，后轮悬空时先让后面乘客下车。

3. 关闭点火装置，防止发生火灾。

4. 如果汽车发生翻滚，驾驶员需要握紧方向盘，尽量与汽车保持在同一轴线

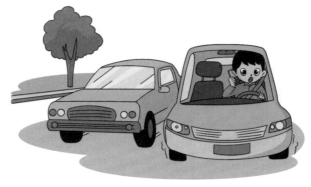

汽车冲出路面，立即采取自救措施

上，避免身体在车内来回碰撞。

5. 汽车翻滚时，车内乘客要紧紧抓住车内的某一部位，身体紧靠在座位上，使身体不在车内来回碰撞，以免严重撞伤。

（二）刹车失灵时的自救

如果行车途中刹车失灵，驾驶员应立即换挡到低位，并拉起手刹。刹车失灵的自救方法如下：

1. 不要猛拉手刹，应由轻缓逐渐用力，直至停车。

2. 小心缓慢驶离行车道，停到应急道或安全地点。

3. 如果遇到较陡的下坡，为了减速，在环境允许的情况下可以不断冲撞旁边的障碍物。

4. 还可以用喇叭、警示灯、前灯等求救。

（三）发生冲撞时的自救

如果遇到不可避免的撞车时，驾驶员一定要冷静，尽可能地保护自己和同车人的安全，减少损失。自救方法如下：

1. 有安全带的保护，在紧急刹车时，可以阻止人撞向挡风玻璃。

2. 在即将发生冲撞时，驾驶员应尽力远离方向盘，将双臂夹胸，双手抱头。

3. 在副驾驶座位的乘客要抱住头部躺在座位上，或双手握拳，用手腕护住前额，同时屈肘在胸前，双手张开护住头部，背部后挺，压在座位上。

4. 在后座的乘客迅速将膝部前伸，顶在前排座椅的背面，同时屈肘在胸前，双手张开护住头部，背部后挺，压在座位上。

5. 冲撞时切忌喊叫，要紧闭嘴唇，咬紧牙齿，避免撞车时咬到舌头。

6. 冲撞一旦停止，车上人如果没有受伤、能够行走，要尽快离开汽车，避免可能出现的车辆失火造成的人身伤害。

（四）受伤时的自救

1. 如果驾驶员被方向盘撞击胸部后感觉剧痛或呼吸困难，或感觉颈部、腰部受到冲撞，要警惕受到严重创伤，一定不要贸然移动身体，可移动手臂，拨打急救电话，或者请旁边人帮助拨打。

2. 如果发现有大量出血，要向附近人呼救，用毛巾或其他干净衣物、布料直接压迫伤口止血，防止失血过多危及生命。

3. 如发现肢体有疼痛、肿胀、变形、不能活动，则可能有骨折，尽量不要动，请旁边人拨打急救电话，必要时采取固定措施。

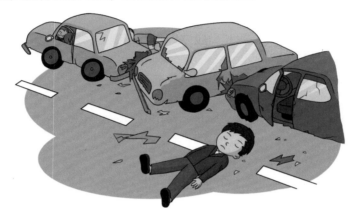

开车发生意外事故，应立即开展自救互救

（五）汽车发动机起火时的自救

1. 一旦发现车内有烟火冒出，或有异味、异响，应警惕汽车起火。

2. 驾驶员应迅速停车，打开车门让乘客下车。

3. 关闭点火装置，取出灭火器扑灭火焰。在扑救时，应重点保护驾驶室和油箱部位。

4. 起火点不明，需要查找时，不要贸然打开安放发动机的车前盖，因为空气进入前盖内易助燃，可将灭火器拿到手里后再打开。

5. 如果火势较大无法自救，应及时拨打119报警，等待救援。

（六）汽车车厢货物起火时的自救

1. 要立即驾驶汽车离开重要建筑物、加油站和人群密集处，并迅速拨打119报警。

2. 火势不大时，应取出灭火器扑灭火焰。

3. 如果一时无法扑灭，应让周围人远离现场，以免发生爆炸事故。

（七）公共汽车起火时的自救

当公交汽车发生火灾时，因车上人多，首先应救人和报警。根据着火部位确定有序逃生和自救的方法，并注意防止发生拥挤踩踏事故。自救方法如下：

● 如果汽车的发动机起火，驾驶员应让乘客从两边车门下车，同时扑灭火焰。

● 如果着火部位在车中间，驾驶员应让乘客从两边车门下车，同时扑灭火焰。

● 如果公交车内的塑料制品燃烧产生了浓烟和有毒气体，乘客疏散时可用围巾、衣物等遮住口鼻，防止窒息和中毒。

● 如果车门无法打开，乘客可从就近的窗户下车。密闭的空调车窗无法打开时，可用公交车上配备的锥形救生锤砸碎车窗玻璃逃生。如果乘客随身携带有铁锤或者其他坚硬物品，也可以应急使用。公交车司乘人员应将车上配备逃生锤的位置和操作方法告诉乘客，或在车上配有明确的图示。

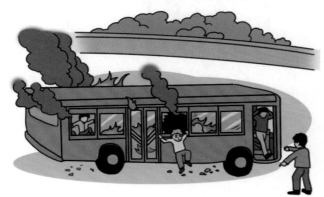

搭乘公交车遇火灾不要惊慌，应有序下车逃生

● 如果发现有人身上的衣服着火，可以脱下自己的衣服或用其他覆盖物将火捂灭，但不可用灭火器向着火人身上喷射，因为多数灭火器内的灭火剂会引起烧伤处皮肤感染。

● 车上如果有老人、儿童、孕妇或残疾人，其他乘客应给予帮助。

● 逃生时不要惊慌，不要争抢，以免因拥挤堵塞而延误逃生时间。

（八）汽车落水并无侧翻时的自救

车辆落水并无侧翻时的自救方法：

● 车辆落水后非常危险，这时首先要保持冷静，不要惊慌，迅速辨明自己所处的位置，并保持面部尽量靠近车顶以获得更多空气。

● 车辆掉入水中后，趁还没有断电的时候尽快打开电子中控锁，并打开车灯作为求救信号。

● 解开安全带。如果安全带无法打开，要利用刀子或其他尖锐物品割断安全带，打开就近的侧门逃生。

● 如果汽车已经断电，无法打开车门和车窗，随着车继续下沉，车内外会有很大的压力差，车门就更不容易打开，这时要果断砸碎车窗逃生。前窗挡风玻璃很厚很难砸碎，要砸侧面车窗。可利用安全锤、车内灭火器、座椅头枕金属部分或其他坚硬物体砸碎车窗玻璃。车窗玻璃厚度不均，边缘或四角更容易砸开。

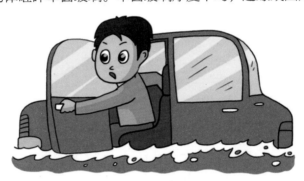

汽车被水淹时，应迅速弃车逃生

注意：当砸碎玻璃后，碎玻璃会随水迅速冲进车内，要避免被玻璃划伤；要扶好车门把手，防止被涌入车厢内的水冲离座位。

● 逃出车外后应保持面部朝上。如果不会游泳，在离开车前尽量找一些漂浮物抱住，并迅速游向水面寻求救援。

（九）车辆落水并发生侧翻时的自救

车辆落水后如果发生侧翻，同样要保持冷静，关键是要迅速判断车辆空间定位。自救方法如下：

● 发生侧翻后不要马上解开安全带，尽量保持与座椅在一起的位置，以确认自己在车内的位置。

● 车辆侧翻后很难打开车门，只能通过车窗逃生。所以，要尽快判断更靠近水面的车窗，从靠近水面的车窗砸窗逃生。

● 尽量寻找到可漂浮的物品。

● 砸窗前，深吸一口气，在击碎前遮住脸和手部。玻璃击碎后大量水会涌入，此时要一只手扶住安全带随时准备解开，另一只手扶住车门把手。

● 抱住漂浮物，从砸开玻璃的车窗迅速离开汽车，并游向水面寻求救援。

（十）汽车被水淹时的自救

行车时遇到暴雨，车在水中熄火或被水淹的时候，一定不要慌张，要冷静采取以下自救措施：

● 如果车熄火后停在水中，切记不要重新启动发动机。一般情况下，汽车被水淹没后，火花塞会被淹死，无法点火。

● 水没有淹过车窗时是不会有生命危险的，要尽快打开车门逃出。

● 水淹较深，无法打开车门时，要在车辆还没有断电之前迅速打开车窗（或摇下车窗）逃生。如果有天窗，也可以从天窗逃生。

● 如果已经断电，车门和车窗都无法打开，就要果断砸碎侧面的车窗逃生，可用车内配备的安全锤敲击侧面车窗的四角或边缘。如果没有安全锤，可寻找车内任何尖硬的物体敲碎车窗。注意不要被玻璃划伤。

● 下车后，如有可能，可将车推到水位较浅的地方寻找救援。

预防车被水淹的方法：行驶途中，要判断路面积水的深浅，尽量避开水深的地方，如果无法判断，就要设法绕行，不要冒险驶入水中。

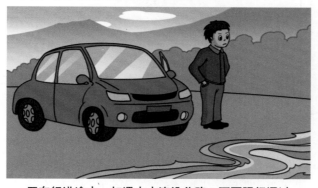

开车行进途中，如遇大水淹没公路，不要强行通过

三、伤员的转移和搬运

（一）转移头颈部受伤的伤员

【转移和搬运方法】

● 固定头颈部

打开车门，第一位救护员将两前臂紧贴伤员的胸部和背部，双手握住伤员的头颈部后面和下颌，将伤员头、颈部固定，使伤员上半身垂直于座位。

● 协助固定头部

第二位救护员在伤员后面将两前臂紧贴座椅后背，用双手握紧伤员头部两侧的上面和后面，固定伤员的头部。

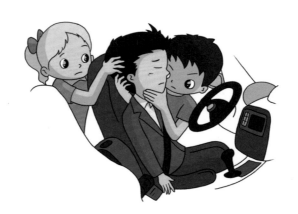

● 戴颈托

伤员头部固定后，第一位救护员松开双手，测量伤员颈部高度（相当于肩顶至下颌的距离），根据测得的距离，将颈托调节好后，为伤员戴好颈托。

● 将伤员移出车外

第一位救护员将伤员安全带解开，在确认伤员上下肢无明显损伤后，在第二位救护员的协助下，将伤员缓缓转至背向车门，再将双脚抬上座椅。第一位救护员将双手从伤员腋下伸到胸前，握住伤员交叉的前臂，前胸紧贴伤员背部，保持伤员头、颈、胸部固定，并与第二位救护员配合，将伤员移出车外。

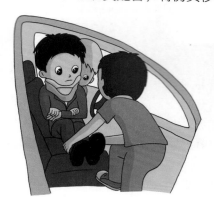

注意：有条件时，可用木板和绷带（或三角巾）固定伤员的背、腰部。如果没有木板，可用硬纸板压平代替。

（二）转移躺在前座下的伤员

【转移和搬运方法】

● 当发现伤员躺在前座下面，救护员应先放一块木板在前排座位上，一位救护员用双手握紧伤员的双肩，同时两前臂夹住伤员的头部，保持伤员的头、颈和身体在同一轴线。另一位救护员将伤员的双腿轻轻伸直并拢，用绷带或三角巾将伤员的双腿固定。

● 救护员从汽车后部，将手伸到前排座位，抓紧伤员的胸和腰部，以及腹、腿部的衣服（确保衣服不被扯开或扯破）或皮带。注意不要抓伤员的胳膊。

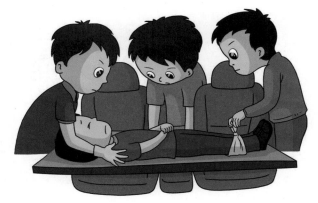

● 由固定头颈部的救护员发出口令，救护员同时用力，将伤员拉起，轻轻平放在木板上，并保持伤员的头、颈和身体在同一轴线。

● 座位后面的救护员移动到汽车外面，几人配合将木板稍微抬离座位，缓慢将伤员移至车外。

（三）转移躺在后座下的伤员

【转移和搬运方法】

● 当发现伤员躺在后座下面，救护员先放一块木板在后排座位上，一位救护员用双手握紧伤员的双肩，同时两前臂夹住伤员的头部，保持伤员的头、颈和身体在同一轴线。另一位救护员将伤员的双腿轻轻伸直并拢，用绷带或三角巾将伤员的双腿固定。

● 救护员从汽车前部，将手伸到后排座位前面，抓住伤员的胸和腰部，以及腹、腿部的衣服（确保衣服不被扯开或扯破）或皮带。注意不要抓伤员的胳膊。

● 由固定头、颈部的救护员发出口令，几名救护员同时用力，将伤员拉起，轻轻平放在木板上，并保持伤员的头、颈和身体在同一轴线。

● 座位前面的救护员移动到汽车外面，几人配合将木板稍微抬离座位，缓慢将伤员移至车外。

（四）转移衣服无法承重的伤员

【转移和搬运方法】

当发现伤员躺在后（或前）座下面，并检查发现伤员的衣服不结实，承受不住自身的体重时。救护员应先放一块木板在后（或前）排座位上，一位救护员双手握紧伤员的双肩，两前臂夹住伤员的头部，保持伤员的头、颈和身体在同一轴线。其他救护员用绷带或三角巾将伤员的肢体和躯干固定。

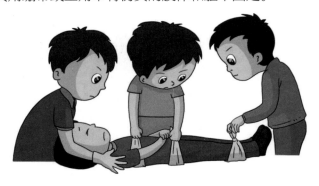

● 救护员从汽车前部（或后部）用手抓紧伤员的胸和腰部，以及腹、腿部的绷带或三角巾。

● 由固定头颈部的救护员发出口令，几名救护员同时用力，将伤员拉起，轻轻平放在木板上，并保持伤员的头、颈和身体在同一轴线。

● 救护员移动到汽车外面，几人配合将木板稍微抬离座位，缓慢将伤员移至车外。

（五）转移躺在座位上的伤员

【转移和搬运方法】

● 伤员躺在座位上时，腿垂在座位下面。一位救护员用双手握紧伤员的双肩，两前臂夹住伤员的头部，保持伤员的头、颈和身体在同一轴线。第二位救护员将伤员的脚和腿轻轻地搬到座位上，使其腿伸直，并保持与身体在同一轴线。

● 第三位救护员将木板轻轻推入伤员背部和座位之间，然后第二位和第三位救护员将双手伸过座位和伤员的身体并抓紧木板下缘，使伤员背部紧靠木板。

● 由固定头、颈部的救护员发出口令，几名救护员同时用力，将木板和伤员拉起，轻轻放在座位上。

● 救护员移动到汽车外面，几人配合将木板稍微抬离座位，缓慢将伤员移至车外。

思考练习题

1. 怎样进行交通事故的预判？

2. 交通事故救护的原则和程序有哪些？

3. 交通故事发生后，救护员要做好哪些工作？

4. 汽车在行驶中刹车失灵怎么办？

5. 汽车发生冲撞时的自救方法有哪些？

6. 驾驶员受伤时的自救方法有哪些？

7. 汽车落水和被水淹时的自救方法有哪些？

8. 怎样转移头颈部受伤的驾驶员？

9. 伤员搬运有哪几种方法？简述双人搬运方法。

培训笔记

第九单元

常见疾病的应对

一、传染性疾病

（一）流行性感冒

流行性感冒，简称流感。流感是呼吸道传染病，传染性强，传播速度快。老年人、儿童、孕妇和体弱多病者为易感人群，流感容易引发严重的并发症，甚至致人死亡。

应对措施

1.有流感症状时，要注意休息，多喝水，开窗通风。

2.流感病人打喷嚏或咳嗽时，应用手帕或纸巾掩住口鼻，避免飞沫污染他人；在家或外出时应戴口罩，以免传染他人。

3.体温超过39℃者，给予药物降温或物理降温，有抽搐者应注意保持呼吸道畅通。流感病人的鼻涕和口痰应用纸包好扔进垃圾桶，或直接扔进抽水马桶用水冲走。

4.患流感期间，患者最好与家人特别是老人和孩子分室居住。

5.流感病人，尽量不要外出活动，少去公共场所。

6.流感病人要送医院治疗，严重者应采取隔离治疗措施。

专家提示

1.无论何种原因，如身体持续发热，都应尽早就医。

2. 流感早期服用感冒冲剂或板蓝根冲剂，可以减轻症状。

3. 保持室内空气流通，即使在冬季，每天也要开窗通风3次以上，每次至少10～15分钟。空调设备应定期清洗空气过滤网。

4. 不随地吐痰，打喷嚏、咳嗽时一定要捂住口鼻。

5. 定期注射流感疫苗。

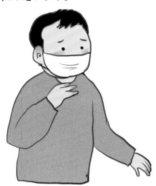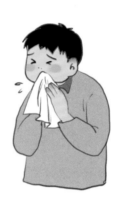

（二）非典型性肺炎

非典型性肺炎（SARS）是一种由新型冠状病毒引起的严重急性呼吸道综合症。主要通过近距离空气飞沫传播，以发热、头痛、肌肉酸痛、乏力、干咳少痰等为主要临床表现，严重者可出现呼吸窘迫。本病具有较强的传染性，如不及时治疗，会导致病人死亡。

应对措施

1. 出现非典型性肺炎症状应及时去医院就诊。确诊患有非典型性肺炎病人，必须住院隔离治疗。

2. 发热超过38.5℃者，可给予物理降温，如冰敷、乙醇擦浴、降温毯等。儿童禁用水杨酸类解热镇痛药。

3. 避免在商场、影剧院等通风不畅和人员聚集的地方长时间停留。

4. 家庭居室和办公室要经常开窗通风，保持空气新鲜。

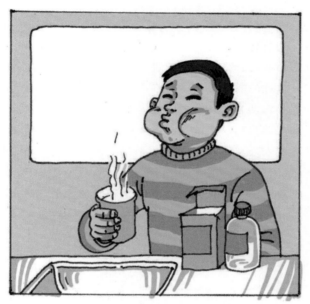

专家提示

1. 如有呼吸道感染病征，应尽早找医生诊治，愈早医治，痊愈机会愈高。该病经及时治疗可以痊愈。

2. 在病因未明之前，最好是采取扶正祛邪的中医治疗方法，或者通过激发、调动患者免疫机能的治疗方法。

3. SARS 的传染源主要是患者，因此在疫情流行期间及早隔离患者是疫情控制的关键。要做到早期发现，早期隔离，早期治疗。

4. 勤洗手，多消毒，不要随地吐痰。

（三）病毒性肝炎

病毒性肝炎是由不同的肝炎病毒引起的，是以肝脏炎症和坏死病变为主的一组感染性疾病，具有传染性较强、传播途径复杂、流行面广泛、发病率高等特点。病毒性肝炎分为甲、乙、丙、丁、戊五种类型。乙型、丙型和丁型肝炎患者可演变成慢性，并可发展为肝硬化和原发性肝细胞癌，对人的健康危害极大。

✚ 应对措施

1. 接种疫苗，切断传播途径。

2. 对患了肝炎的病人，发病初期应进行三周的隔离。

3. 对肝炎病人用过的餐具要消毒，在开水中煮15分钟以上。

4. 不要与肝炎病人共用生活用品，对其使用过或接触过的公共物品和生活物品要消毒。肝炎病人共用同一个厕所，要用消毒液或漂白粉对便池消毒。

5. 不要与肝炎病人及病毒携带者共用剃刀、牙具。不要与乙肝病人发生性关系，如发生性关系时，要使用避孕套。

6. 肝炎病毒主要经消化道传播，注意饮食和饮水卫生，防止"病从口入"。

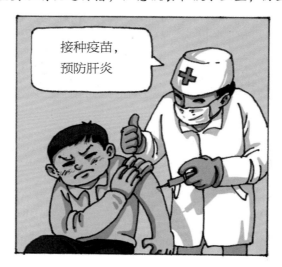

🎓 专家提示

1. 饭前要洗手，入厕后要用肥皂洗手，养成讲卫生的好习惯。

2. 生食、熟食要分开放置和储存，不要让熟食受到污染。

3. 食用毛蚶、牡蛎、螃蟹等水产品，要加工至熟透才能食用。

4. 生吃瓜果、蔬菜要洗干净，不要喝生水或不明水源的水。

（四）流行性出血热

流行性出血热是由汉坦病毒引起，以鼠类为主要传染源，通过接触、呼吸道、消化道等多种途径传播的急性传染病。流行性出血热的早期症状是发热、"三痛"（头痛、腰痛、眼眶痛）、"三红"（颜面、颈、上胸部潮红）、皮肤黏膜出血及肾脏损害等。该病病毒可以侵犯人的多个器官和系统，目前没有特效的治疗方法。

应对措施

1. 出现上述症状应及时到医院就诊，一旦确诊要隔离治疗。
2. 对病人用过的物品，使用过的工具、器具等要进行消毒。
3. 与病人有过接触者，若发现不适，应立即去医院就诊。

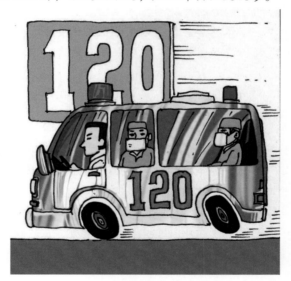

专家提示

1. 发现有流行性出血热症状时，应及时去医院检查。病人要多休息并配合医院治疗。
2. 发现有死老鼠应深埋或焚烧，接触死老鼠时应戴手套或使用器具。
3. 家中食物不要裸露摆放，以防老鼠的分泌物将食物污染。
4. 野外作业时要注意灭鼠，避免与鼠类及其排泄物、分泌物接触。
5. 高危人群要根据医生的建议接种流行性出血热疫苗。

（五）红眼病

流行性出血性结膜炎，俗称红眼病，是由病毒引起的急性传染性眼炎。红眼病是一种出血性的慢性结膜炎，通常会伴有眼部红肿和瘙痒症状，同时也会出现有烧灼感，甚至会不自觉地流泪，在早上醒来时可能会产生过多眼屎等分泌物。

应对措施

1. 一旦眼部出现红眼病症状，应及时就诊治疗，同时告知家人或同事注意预防。
2. 点眼药为主，常用各种抗生素及磺胺眼药水，睡前可用抗生素眼药膏。
3. 对分泌多的可用无刺激的冲洗剂，如生理盐水、硼酸水等进行清洗。
4. 红眼病患者要在家休息和静养，减少外出，不要去公共场所。
5. 公共人群聚集场所（如学校等）发现红眼病患者，应及时报告。

专家提示

1. 急性结膜炎患者切勿包扎患眼，不可用热毛巾敷眼，需用冷敷。
2. 勤洗手，不共用毛巾，不用手、衣袖和不干净的手帕拭眼。
3. 擦眼时要使用干净的毛巾或者一次性纸巾，这样能有效避免眼睛内部受到感染。
4. 红眼病患者的毛巾要蒸煮消毒。
5. 游泳时要戴防水眼镜，浴室洗澡时最好自带浴具。
6. 工作生活环境在多风、尘埃、烟熏、热等场所，应在改善环境的同时尽量戴防护镜等防护设施。

（六）脑膜炎

脑膜炎是儿童中枢神经感染中最为常见的一种疾病，由病毒或细菌感染所致。主要症状为：突发高热、剧烈头痛、频繁呕吐、皮肤或黏膜瘀点，以及肌肉特别是颈部僵硬等。

应对措施

1. 发现流行性脑膜炎，应及时去医院就诊。

2.发现流行性脑膜炎不要串门或探视病人，尽量不带儿童去公共场所。

3.在流脑流行时，凡具有发热伴头痛、精神萎靡、急性咽炎、皮肤和口腔黏膜出血等四项中两项者，可对症用药物预防性治疗，能有效地降低发病率、防止流行。

4.进行疫苗注射，有效预防脑膜炎发生。

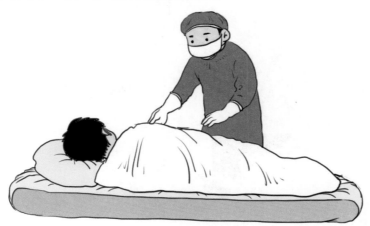

🎓 **专家提示**

1.脑膜炎流行期间应尽量避免参加大型集会及集体活动，不要携带儿童到公共场所，外出应戴口罩。

2.增强体质，注意预防上呼吸道感染。

3.学校等人群聚集场所，要做好环境和个人卫生。

（七）手足口病

手足口病是由肠道病毒引起的急性传染病。传播方式多样，以人群的密切接触传播为主。在夏秋季，学龄前儿童易感，尤其是3岁以下的婴幼儿。该病在托幼机构易发生群体流行。患者多在手、足、口腔等部位出现疱疹，偶尔可发生心肌炎、肺水肿、无菌性脑膜炎等并发症。

➕ **应对措施**

1.勤洗手。防止病从口入，避免吃生冷及不洁食物。

2. 多通风。尽量不带孩子到空气流通不畅的地方去。

3. 早隔离。及时隔离患者，消毒患者用过的日用品、食具等，患者的衣物要在阳光下暴晒。

4. 注意婴幼儿的营养，防止过度疲劳，提高身体抵抗力。

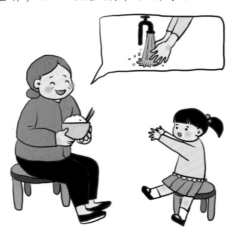

专家提示

1. 日常生活中，多晒太阳，讲究卫生，保持良好的通风环境。

2. 治疗期间不吃鱼虾、蟹，禁食冰冷、辛辣、酸咸等刺激食品。

（八）艾滋病

艾滋病，又称获得性免疫缺陷综合征，是一种危害性极强的传染病。艾滋病通过性行为、血液及母乳三种途径传染，临床表现多种多样。

应对措施

1. 密切接触艾滋病病人后，或者与不熟悉的异性发生没有保护措施的性行为后，应及时去医院检查，不要拖延，或者忌医。

2. 不慎与艾滋病病人共用针管和针头，要及时到医疗卫生机构检查。

3. 感染艾滋病病毒的妇女要慎重怀孕，避免母婴垂直传播艾滋病病毒。

4. 正确使用合格的安全套，可大大减少感染和传播艾滋病的危险。

5. 共用注射器、静脉吸毒是感染和传播艾滋病的高危险行为，要拒绝毒品。

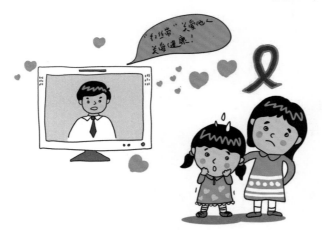

专家提示

1. 艾滋病不会通过日常活动传播。浅吻、握手、拥抱、共餐、共用办公用品、共用厕所、共用游泳池、共用电话、打喷嚏、蚊虫叮咬、照料HIV感染者或艾滋病病人均不会感染艾滋病。

2. 要关心、支持身边的艾滋病病人，不要歧视他们。

3. 固定性伴侣，避免不安全的性行为。

小知识

艾滋病是一种什么样的病？

艾滋病是由艾滋病病毒引起的一种严重危害人体健康的新的传染病，是19世纪80年代初从非洲绿猴传染给人类的，该病毒进入人体后主要破坏人的免疫系统，使人失去免疫力，最后导致各种难以治愈的细菌、病毒、原虫感染和恶性肿瘤而失去生命。目前没有有效疫苗预防，也没有根治它的药物，所以，预防艾滋病必须从日常生活做起。

二、常见疾症

（一）昏迷

昏迷是严重的意识障碍，是一种外界任何刺激均不能唤醒的状态，是日常生活中十分常见的急症。

应对措施

1. 评估昏迷患者周围环境，及时将伤者移动至安全环境，保证救治者和患者的安全。

2. 保持患者呼吸道通畅，清除口腔分泌物，如有呕吐要将头偏向一侧，以避免误吸或窒息。离开患者去呼救时，必须将患者摆成侧卧位。

3. 重点观察患者的血压、脉搏、呼吸等生命体征，怀疑有心脏停搏的危险或已发生，要及时进行心肺复苏。

4. 积极处理并发症，如有外伤等引起出血，应早期采取压迫止血。

5. 拨打120急救电话，迅速送往就近医院救治。

专家提示

1. 突发昏迷可导致跌倒，出现骨折，检查前不要随便翻动患者以免二次损伤。

2. 除观察患者的生命体征外，还要特别注意有无头颅外伤、皮肤黏膜损伤、呼出的气体有无特殊气味（烂苹果味可能为糖尿病酮症酸中毒；氨味可能为肝昏迷；大蒜味可能为有机磷农药中毒；尿臭味可能为尿毒症）。

3. 由颅脑外伤引起的昏迷患者应及时用颈托保护颈椎。对意识障碍患者的搬运应保持脊柱及肢体在一条轴线上，防止损伤加重，不要无目的地搬运患者。

（二）猝死

猝死是指人在正常工作、生活或运动时，自然发生、出乎意料地突然死亡。猝死最常见的原因是冠心病、急性心肌梗死和心律失常。

应对措施

1. 立即就地将患者平放在硬板或地上，进行心肺复苏法抢救，同时拨打120急救电话。

2. 施救者用食指及中指指尖触及患者喉部气管正中部位，对男病人可先触及喉结，然后向患者喉部气管正中方向滑移2～3厘米，在气管旁软组织处轻轻触摸颈部动脉，检查有无搏动。检查时间不要超过10秒钟。不要用力过大，不要同时触摸两侧，不要压迫气管。

3. 紧急服用急救药物。心绞痛病人舌下含服硝酸甘油或服用速效救心丸等。

专家提示

1. 千万不要随意搬动患者。

2. 运送患者必须使用救护车，不要用出租车或其他车辆。

3. 不要惊慌失措、大喊大叫，避免加重病人病情。

（三）冠心病

冠心病是冠状动脉引起慢性狭窄或痉挛，形成血栓，产生急性堵塞及心肌缺血坏死的一种疾病。急性堵塞时的主要表现是心前区疼痛，严重时会出现意识丧失，甚至心跳骤停。该病常见于老年人，死亡率正逐年上升。

应对措施

1. 突发冠心病时，患者应立即停止一切活动，平卧休息，并给予心理安抚，消除紧张恐惧的情绪。

2. 尽快让患者舌下含服硝酸甘油类药物。

3. 立即拨打120急救电话。

4. 如患者已昏迷，应注意保持其呼吸道通畅。

5. 如患者心跳骤停，应立即进行心肺复苏。

专家提示

1. 减少胆固醇及其他有害脂类物质的摄入，适量运动，防止肥胖，戒烟，限酒，积极控制高血压和糖尿病。

2.已经查出有高血脂者，应预防性服用降脂药物。

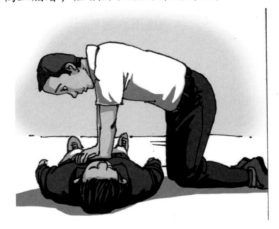

（四）脑卒风

脑卒中（又称脑中风）是由脑局部血液循环障碍所致的神经功能缺损综合征，是引起中老年死亡的主要原因之一。脑卒中大多数发生于中老年人。

应对措施

1. 能够识别脑卒中的早期迹象，及时呼救紧急医疗服务。

2. 对有脑卒中症状的患者应安置在一个舒适的位置（半卧或前倾位），要求患者不要活动，如出现呕吐应将其头偏向一侧，防止误吸或气道堵塞。尽量减少不必要的搬动。

3. 保持通风，如有条件可给予吸氧。

4. 观察患者生命体征，尤其是意识和呼吸，如出现心跳、呼吸停止，应立即进行心肺复苏。

5. 禁止患者进食、进水，因进食、进水有可能会导致吸入性肺炎等。

6. 拨打120急救电话，送往就近医院诊治。

专家提示

1. 根据以下警告信号，可以很容易确认脑卒中：如面部、手臂或腿部，尤其身体一侧突然麻木或无力；头痛伴呕吐；突发意识错乱或说话、理解困难；突发单眼或双眼视物困难；突发行走困难、眩晕、失去平衡或协调能力；突发无原因严重头痛。

2.早期识别短暂性脑缺血发作很重要，可以做到早治疗，减少脑卒中风险。

3.倒地的脑卒中患者，注意有否出现外伤等。

4.搬运脑卒中患者时应平稳，尽量避免振动，尤其是脑出血者，以免病情加重。

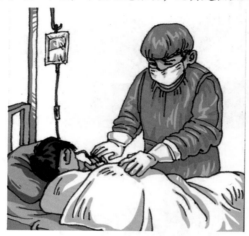

（五）脑血管意外

脑血管意外是脑出血、蛛网膜下腔出血、脑血栓、脑栓塞等脑血管疾病急性发作的总称。表现为突然意识障碍，有较高的死亡率和致死率，是人类最主要的疾病死因之一。

应对措施

1.突发意识改变，特别是昏迷者，是一种危急的病症，无论是否确定为脑血管意外，均应立即拨打120急救电话。

2.脑血管意外患者应保持静卧，禁止频繁搬动与颠簸。

3.适当抬高脑血管意外患者头部以利于减少出血，救护者要密切观察患者，一旦出现呕吐征象，立即将头偏向一侧。

专家提示

1. 老年人要积极治疗高血压、糖尿病、高脂血症。

2. 青壮年脑血管意外患者一旦确诊有脑血管畸形或动脉瘤，应在急性出血之前进行介入治疗或手术治疗。

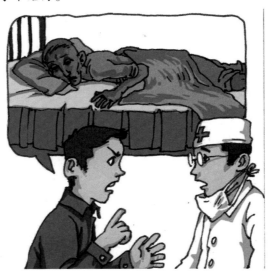

三、其他

（一）食物中毒

食物中毒是指人吃了含有毒有害物质的食物或变质的肉类、水产品、蔬菜等，而出现的非传染性疾病。常表现为细菌性食物中毒、真菌性食物中毒、化学性食物中毒等症状。

应对措施

1. 食物中毒后，应及时送医院就诊，不要私自乱吃药。

2. 立即停用可疑食品，就地收集封存，以备检验。

3. 保护好现场，及时收集患者呕吐物、粪便等。

4. 了解与中毒者一同进餐的人员有无异常，并及时告知医生和防疫人员。

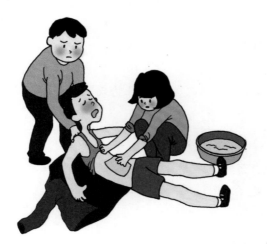

专家提示

1. 不吃不新鲜或有异味的食物。不要自行采摘蘑菇、鲜黄花菜或不认识的植物食用。扁豆一定要炒熟后再吃，不吃发芽的土豆。

2. 从正规渠道购买食用盐、水产品及肉类食品。

3. 生熟食物要分开存放，水产品以及肉类食品应煮熟后再吃。

4. 不要用饮料瓶盛装化学品，存放化学品的瓶子应有明显标志，并存放在隐蔽处，以避免儿童辨别不清而饮用。

（二）农药中毒

农药中毒是指农药经呼吸道、消化道或皮肤进入人体后，出现的一系列中毒现象。一旦农药中毒后，如不及时抢救，死亡率非常高。

应对措施

1. 农药中毒后要尽快将中毒病人脱离污染的现场至阴凉通风的场所。

2. 在田间地头施洒农药时，如果发生中毒，应该立即离开现场，转移到通风

139

良好、空气新鲜的地方。

3.眼内污染农药者,应用清水至少持续冲洗10分钟。

4.误服和自服农药中毒者,应尽快送医院进行洗胃治疗,不要在现场和家中耽搁时间。

5.对于口服农药中毒者,如果神志清醒,可立即对其催吐,而神志不清的中毒者不宜进行催吐。

6.农药中毒者家属应采集、携带呕吐物或残留毒物,以备进行毒物鉴定。

专家提示

1.误服和自服农药的中毒者应尽快就近送往医院救治。

2.确保农药中毒者呼吸道通畅,防止分泌物及呕吐物堵塞气管引起窒息,必要时可吸出口腔内及咽喉部分泌物。

3.在农药生产车间等人员聚集地方发生毒气中毒事故,救助者应戴好防毒面具后才能进入现场。

4.农药中毒者或周围人员应尽可能向医务人员提供引起中毒的农药的名称、剂型、浓度等,以便争取时间抢救。

5.施洒农药时,人应站在上风方向。

(三)老鼠药中毒

老鼠药对人、畜都有很大的毒性。鼠药种类不同,中毒症状各异。人误食鼠药后,主要中毒症状表现为腹烧灼感、恶心、呕吐、口渴、咳嗽、嗜睡;严重者呼吸困难、青紫、肝大、黄疸、口腔、咽喉疼痛和糜烂、肝区痛、呕血、头晕、心慌、惊厥,甚至昏迷。

应对措施

1.发现老鼠药中毒者,应该立即进行催吐、洗胃,然后对症下药与治疗。

2.保持中毒者呼吸道通畅。

3.抽搐时,应适当保护中毒者,防止跌伤、肌肉撕裂、骨折或关节脱位等;背部应垫上衣物;为防止咬伤舌头,用纱布缠压板塞入患者上、下齿之间,但要注意不要造成舌后坠，以免影响呼吸。

4. 对呼吸、心跳停止者立即施行人工呼吸和胸外心脏按压。

5. 立即把中毒者送往医院抢救和治疗。

专家提示

1. 国家禁止生产和使用毒鼠强。

2. 提高警惕，加强防护，严防故意投毒。

（四）狂犬病

狂犬病，又名恐水症，是由狂犬病毒所致的自然疫源性人畜共患急性传染病。

应对措施

1. 被狗咬伤后，应立即冲洗伤口。伤口较小、较表浅、无大量出血时，可自行先用自来水或肥皂水直接冲洗伤口，至少冲洗30分钟，尽量把可能进入伤口的病毒冲洗掉。冲洗之后要用干净的纱布把伤口盖上，立即前往医院处理。

2. 被狗咬伤后，即使是再小的伤口，也有感染狂犬病的可能，同时可感染破伤风，患者应按照要求注射狂犬病疫苗和破伤风抗毒素预防。

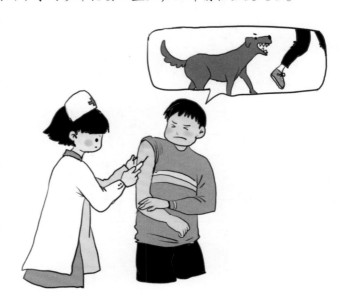

3. 确定为病狗咬伤者，应尽快注射抗狂犬病抗毒血清。

4. 将攻击人的宠物暂时单独隔离，立即带到附近的动物医院诊断，并向动物防疫部门报告。

专家提示

1. 养犬人应按照规定为犬接种疫苗。

2. 发现狗、猫等动物出现精神沉郁、喜卧暗处、唾液增多、后身躯体软弱、行走摇晃、攻击人畜、恐水等症状，要引起警觉，防止被狗咬伤。

3. 人被犬咬伤后，如感染狂犬病，应向当地公安部门报告。

4. 自觉配合农业、卫生、公安等部门落实狂犬病预防控制措施。

思考练习题

1. 患了流行性感冒怎么办？

2. 红眼病有哪些预防方法？

3. 手足口病有哪些预防方法？

4. 艾滋病的防治方法有哪些？

5. 现场如何救护冠心病患者？

6. 现场如何救护猝死的患者？

7. 发生食物中毒怎么办？

培训笔记

第十单元

意外伤害的应对

一、触电

当人体接触电流时，轻者出现惊慌、呆滞、面色苍白、接触部位肌肉收缩、头晕、心动过速和全身乏力，重者出现昏迷、持续抽搐、心室纤维颤动、心跳和呼吸停止。

应对措施

1. 一旦发现有人触电，应立即拉下电源开关或拔掉电源插头，若无法及时找到电源开关或断开电源时，可用干燥的木棒、皮带、橡胶制品等绝缘物挑开电线，使触电者迅速脱离电源。

2. 将脱离电源的触电者迅速移至通风干燥处仰卧，并将其上衣和裤带放松，观察触电者有无呼吸，摸一摸颈动脉有无搏动。

3. 触电者呼吸、心跳均停止时，应立即实施心肺复苏抢救，并拨打120呼救。

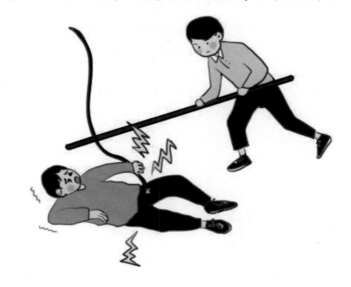

4.一旦发生电器着火，无法扑灭时，应立即拨打119报警。

专家提示

1.电力部门事故应急抢修电话号码为95598（全国统一）。

2.各种输电设备不停电时的安全距离是0.7米以上，不要近距离靠近输电线。

3.禁止在电线杆拉线上拴家畜、系绳子、晾衣物等。

4.切勿用湿手拔、插电源插头，不要用湿布擦拭带电的灯头、开关、插座等。

二、乘坐电梯

电梯是高层建筑中重要的运载工具，一旦出现故障，容易发生乘客被困、电梯坠落等危险事故。

应对措施

1.立即通过电梯里的警铃、电话、对讲机求救。

2.当电梯满载时，不要强行进入或强行超重乘坐。

3.被困电梯时，应保持镇静，立即用电梯内的警铃、电话、对讲机与有关人员联系，等待外部救援。如报警无效，可用手拍门大声呼救，但千万不要强行把门扒开。

4.乘坐电梯，若发现电梯运行不正常，或有焦糊味时，应立即按下红色急停按钮，快速走出电梯。

5.电梯下坠不停，应立即按下各楼层按键。紧靠电梯内墙，两腿呈弯曲姿势。

专家提示

1.不要搭乘无安全检验合格标志的电梯。

2.发生地震、火灾、电梯进水等紧急情况时，严禁使用电梯，应改用应急通道或楼梯。

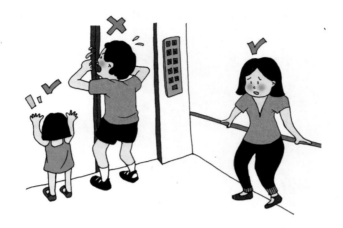

三、烟花爆竹

烟花爆竹统称花炮，是以烟火药为原料制成的，通过着火源作用燃烧或爆炸并伴有声、光、色、烟雾等效果的工艺品。烟花爆竹燃放事故的发生，是某些群众在燃放烟花爆竹过程中，缺乏基本的燃放常识，盲目操作造成的。

应对措施

1. 受伤者应就近立即送往医疗机构进行救治。

2. 烟花的燃放不可倒置，不许对人对物燃放。点燃烟花爆竹时若出现瞎火现象，千万不要立即再点火，也不允许伸头用眼睛靠近观察，一般应等待15分钟后再处理。燃放烟花爆竹产品还要注意点火的引燃时间及中间间隔时间，切忌中途靠近产品观看。

3. 找到点火部位，检查点火引火线，分清快引、慢引，采用卷烟、香柱点燃慢引。

4. 点燃烟花爆竹后应迅速离开至安全地带。

专家提示

1. 认真阅读并理解产品的燃放说明和警示语。

2. 严禁在繁华街道、剧院等公共场所和山林、有电的设施下以及靠近易燃易爆物品的地方燃放。燃放烟花爆竹的场地应空旷、平坦，无障碍物等。

3. 正确的点火姿势为侧身点火，严禁身体的任何部位位于烟花爆竹产品燃放轨迹方向。

4. 小孩必须在成人的指导下燃放。

5. 精神不正常者（精神病患者、酒后）禁止燃放，大风、大雨、大雾天气时禁止燃放。

四、燃气泄漏

在密闭的室内使用燃气取暖、做饭、长时间洗澡而通风又不畅时，容易发生燃气中毒事故。

➕ 应对措施

1. 发现燃气泄漏时，应立即切断气源，迅速打开门窗通风换气。

2. 迅速把中毒者移到室外，或开窗通风，但应注意为其保暖。

3. 解开中毒者衣裤、腰带等，保持中毒者呼吸畅通，让中毒者充分吸氧。

4. 对呼吸、心跳停止的中毒者，立即实施心肺复苏术，并拨打120急救电话。

🎓 专家提示

1. 使用取得生产许可证的厂家制造的合格炉灶及其附件。

2. 用合格的、信誉好的和服务好的瓶装液化石油气充装单位提供的气瓶和气体。

3. 瓶装气使用过程中要有专人看守。

五、溺水

溺水是指被水淹的人由于呼吸道遇水刺激发生痉挛、收缩梗阻，造成窒息和缺氧。

应对措施

1. 发现溺水者后，应尽快将其救出水面，但施救者如不懂得水中施救和不了解现场水情，不可轻易下水，可充分利用现场器材，如绳、竿、救生圈等救人。

2. 将溺水者平放在地面，迅速检查口腔，清除口腔和鼻腔异物，如淤泥、杂草等，使其呼吸道保持通畅。

3. 倒出呼吸道内吸入物，但要注意不可一味倒水而延误抢救时间。倒水方法：将溺水者置于抢救者屈膝的大腿上，头部朝下，按压其背部迫使呼吸道和胃里的吸入物排出。

4. 当溺水者呼吸停止或极为微弱时，应立即实施人工呼吸和胸外心脏按压进行急救。

5. 进行现场抢救的同时，应立即拨打120急救电话。

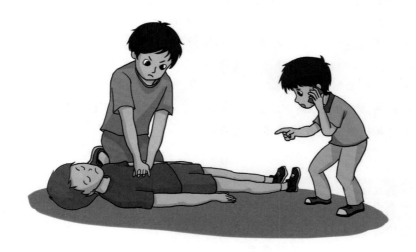

专家提示

1. 因呼吸、心跳在短期恢复后还有可能再次停止，所以，千万不要停止人工呼吸，应一直坚持到专业救护人员到来。

2. 未成年人不宜下水救人，可采取报警求助的方式。

3. 意识丧失者，应置于侧卧位，并注意为溺水者保暖。

六、中暑

中暑是指人体在高温环境下，水和电解质过多丢失、散热功能衰竭引起的以中枢神经系统和心血管系统功能障碍为主要表现的热损伤性疾病。

✚ 应对措施

1. 立即将伤者转移到阴凉、通风或温度较低的环境（如空调房等）。

2. 口服淡盐水或含盐成分的清凉饮料，还可服用藿香正气水、人丹等。

3. 体温升高者，可采用冷敷、擦浴（同时扇风）全身（除胸部）；不断按摩其四肢及躯干；用冰袋冷敷双侧腋下、颈动脉处及腹股沟区等部位。

4. 热痉挛的急救方法有：休息、降温和饮用混合糖电解质混合液体，比如果汁、牛奶或混合糖电解质饮料；另外，拉伸、冰敷和按摩疼痛的肌肉也有缓解作用。

5. 热衰竭的急救方法：必须采取积极的治疗措施，让伤者躺在阴凉的地方，尽可能脱去伤者的衣物，用冷却水喷淋伤者，并鼓励患者喝清凉饮料，最好是含有碳水化合物和电解质的饮料。

6. 热射病的急救方法：让患者迅速降温，最好将患者浸泡在冷水中至下巴位置，但不要试图强迫重度中暑者饮用液体。

🎓 专家提示

1. 严重中暑经降温处理后，拨打120急救电话，获得专业急救。

2. 高热、无汗、昏迷为热射病，死亡率达40%。

3. 中暑后有小腿疼痛为热痉挛。

七、呼吸道异物梗阻

呼吸道异物梗阻是指急性的、外在或内在原因引起的呼吸道的阻塞或障碍。如果呼吸道梗阻不能迅速解除，将发生完全性的呼吸、心跳停止。

应对措施

1. 救护者可站在患者身后，用双手抱住病人的腰部，一手握拳，拇指的一侧抵住患者的上腹部剑突下、肚脐稍上处，另一只手压住握拳的手，两手用力在患者腹部做快速向内上方的挤压动作。

2. 当患者意识不清、昏迷倒地时，救护者应面向患者，两腿分开跪在患者身体两侧，双手叠放，下边的手掌根放在患者的上腹部剑突下、肚脐稍上处，朝患者上腹部做快速向下的挤压动作。

3. 婴幼儿发生呼吸道异物梗阻时，须将其面朝下，头部低于身体，放在救护者的前臂上，再将前臂支撑在大腿上方，用同一只手支撑患者的头、颈及胸部，另一只手拍击患儿两肩胛骨之间的背部，使其吐出异物。如果无效，可将患者翻转过来，面朝上，放在大腿上，托住其背部，头低于身体，用食指和中指猛压其下胸部（两乳头连线中点下方一横指处），反复交替进行拍背和胸部压挤，直到异物排出。

4. 对呼吸停止者，排出异物后还应做口对口人工呼吸。

专家提示

1. 当儿童或老年人被异物堵塞呼吸道时，应立即采取抢救措施，同时拨打120急救电话。

2. 如果孕妇或肥胖人士发生呼吸道异物阻塞，应垂直按压胸骨下部。

八、胸腹外伤

当发生利器刺入胸、腹部或肠管外脱事故时，不能随便处理，以免因出血过多或脏器严重感染而危及伤者生命。

应对措施

1. 对已经刺入胸、腹部的利器，千万不要自己取出，应就近找东西固定利器，并立即将伤者送往医院。

2. 因腹部外伤造成肠管脱出体外，千万不要将脱出的肠管送回腹腔，应在脱出的肠管上覆盖消毒纱布或消毒布类，再用干净的碗或盆扣在伤口上，用绷带或布带固定，迅速送医院抢救。

3. 立即拨打120急救电话。

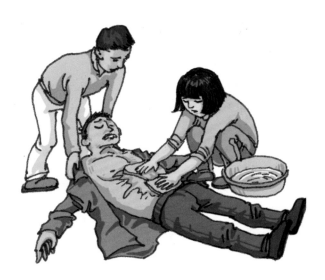

专家提示

1. 如果拔除刺入胸、腹部的利器，会造成伤者大出血，危及生命。

2. 如自行将外脱的肠管送回腹腔，极易造成严重感染。

九、烫伤和烧伤

烫伤和烧伤事故常见于日常生活中，尤其是3岁以下儿童易发生烫伤或烧伤。

应对措施

1. 迅速除去热源，离开现场，在第一时间用清水冲洗伤口10分钟以上。

2. 对烧伤者，在隔断热源后，应让伤者保持呼吸畅通，然后小心除去伤者创面及周围的衣物、皮带、手表、项链、戒指、鞋等。对粘在创面的衣物等，应先用冷水降温后，再慢慢地用剪刀除去。

3. 当遇到严重烫伤或烧伤患者时，应用敷料（如清洁的布料等）遮盖伤处，立即送往医院抢救。

4. 注意保护创面及水泡，不要弄破或污染。

5. 有呼吸道烧伤、肿胀者，应尽可能保持呼吸通畅。有条件时可给予配方饮料，即：食盐30克，小苏打1.5克，水1000毫升，可适当加点糖。但糖尿病人不能加。

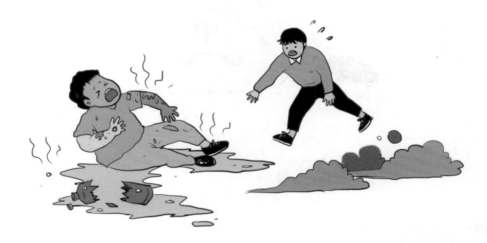

专家提示

1. 接触高温、电或化学品时，要特别注意保护皮肤的安全。

2. 对烫伤或烧伤进行自行处理后，还应该去医院就诊。

3. 如烫伤或烧伤严重，不可使用烫伤药膏或其他油剂，不可刺穿水疱。

十、眼灼伤

各种化学物品的溶液或粉尘意外进入眼内，或不慎接触到强烈的化学气体，都有可能引起眼灼伤。

应对措施

1. 眼睛被化学物品灼伤后，应尽快用大量清水，如自来水、蒸馏水冲洗眼睛。
2. 冲洗时不要溅及未受伤的眼睛。
3. 可以把整个面部泡在水里，连续做睁眼和闭眼动作。
4. 冲洗后，用清洁敷料覆盖保护伤眼。
5. 尽快到医院检查治疗。

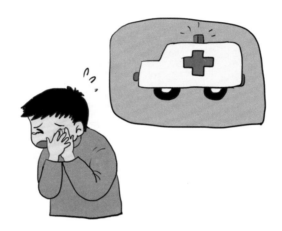

专家提示

1. 眼睛受到伤害后，不要用手揉眼睛。
2. 冲洗完后，不管受伤严重程度都应到医院进行治疗。

十一、毒蛇咬伤

西南地区主要分布的毒蛇有五步蛇、竹叶青、蝮蛇。毒蛇口内有毒腺，通过排毒管与毒牙相连，毒蛇咬人时，便把毒腺内的蛇毒素注入人体组织。

应对措施

1. 立即用凉开水或泉水、肥皂水、生理盐水（或淡盐水）、1：5000 高锰酸钾溶液冲洗伤口。

2.排除伤口内的有毒体液，既可用清洁小刀片做十字形切口，使血液和组织液从中流出；也可用拔火罐、吸吮器或嘴吸出毒液。用嘴吸时，应保证口腔没有破损和龋牙，吸出后应立即吐掉毒液并漱口。

3.尽量让伤口处下垂在最低位。

4.用绷带从伤口的近心端向远心端包扎整个伤肢，通过降低淋巴回流的方式，减慢蛇毒素扩散。松紧度以放入一指为宜。

5.拨打120急救电话，及时送医院治疗。

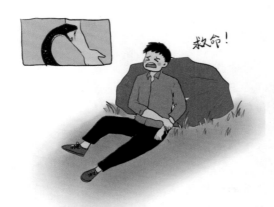

救命！

💥 专家提示

1.人被毒蛇咬伤后要保持镇静，不要惊慌失措，不要跑动，尽量保持伤口部位不动，避免蛇毒素快速向全身扩散。

2.一旦被蛇咬伤，要迅速初步判断是否是被毒蛇咬伤。一是看蛇形：毒蛇的头多呈三角形，身上有彩色花纹，尾短而细；无毒蛇的头多呈椭圆形，身上色彩单调，尾细而长。毒蛇咬伤的伤口表皮常有1对大而深的牙痕，或2列1牙痕上方有1对大牙痕，有的大牙痕里甚至留有断牙；无毒蛇咬伤则无牙痕，或有2列对称的细小牙痕。如果蛇咬伤发生在夜间无法看清蛇形，从伤口上也无法分辨是否为毒蛇所伤时，千万不可等待伤口情况是否发生变化来判断是否被毒蛇咬伤，此时必须按毒蛇咬伤进行处理。

3.经常野外作业者，应常备解蛇毒药品，以防不测。

小知识

遭蛇咬怎么办?

人被蛇咬后，尽量不要用口吸吮伤口，可用拔罐器吸出伤口中的毒液。如果没有拔罐器时，可用空杯（杯口要平滑）以火燃烧掉杯内空气，然后迅速盖在伤口上，利用负压原理，将毒液引流而出。

思考练习题

1. 怎样救护触电后的伤员？
2. 乘坐电梯有哪些安全注意事项？
3. 烟花爆竹致伤后的救护方法有哪些？
4. 怎样救护燃气泄漏后的中毒者？
5. 怎样救护呼吸道异物梗阻的中老年人？
6. 怎样救护溺水儿童？
7. 怎样救护烫伤后的伤员？

培训笔记

附录一

中华人民共和国突发事件应对法

（2007年8月30日第十届全国人民代表大会常务委员会第二十九次会议通过）

第一章 总 则

第一条 为了预防和减少突发事件的发生，控制、减轻和消除突发事件引起的严重社会危害，规范突发事件应对活动，保护人民生命财产安全，维护国家安全、公共安全、环境安全和社会秩序，制定本法。

第二条 突发事件的预防与应急准备、监测与预警、应急处置与救援、事后恢复与重建等应对活动，适用本法。

第三条 本法所称突发事件，是指突然发生，造成或者可能造成严重社会危害，需要采取应急处置措施予以应对的自然灾害、事故灾难、公共卫生事件和社会安全事件。

按照社会危害程度、影响范围等因素，自然灾害、事故灾难、公共卫生事件分为特别重大、重大、较大和一般四级。法律、行政法规或者国务院另有规定的，从其规定。

突发事件的分级标准由国务院或者国务院确定的部门制定。

第四条 国家建立统一领导、综合协调、分类管理、分级负责、属地管理为主的应急管理体制。

第五条 突发事件应对工作实行预防为主、预防与应急相结合的原则。国家建立重大突发事件风险评估体系，对可能发生的突发事件进行综合性评估，减少重大突发事件的发生，最大限度地减轻重大突发事件的影响。

第六条 国家建立有效的社会动员机制，增强全民的公共安全和防范风险的意识，提高全社会的避险救助能力。

第七条 县级人民政府对本行政区域内突发事件的应对工作负责；涉及两个

以上行政区域的，由有关行政区域共同的上一级人民政府负责，或者由各有关行政区域的上一级人民政府共同负责。

突发事件发生后，发生地县级人民政府应当立即采取措施控制事态发展，组织开展应急救援和处置工作，并立即向上一级人民政府报告，必要时可以越级上报。

突发事件发生地县级人民政府不能消除或者不能有效控制突发事件引起的严重社会危害的，应当及时向上级人民政府报告。上级人民政府应当及时采取措施，统一领导应急处置工作。

法律、行政法规规定由国务院有关部门对突发事件的应对工作负责的，从其规定；地方人民政府应当积极配合并提供必要的支持。

第八条 国务院在总理领导下研究、决定和部署特别重大突发事件的应对工作；根据实际需要，设立国家突发事件应急指挥机构，负责突发事件应对工作；必要时，国务院可以派出工作组指导有关工作。

县级以上地方各级人民政府设立由本级人民政府主要负责人、相关部门负责人、驻当地中国人民解放军和中国人民武装警察部队有关负责人组成的突发事件应急指挥机构，统一领导、协调本级人民政府各有关部门和下级人民政府开展突发事件应对工作；根据实际需要，设立相关类别突发事件应急指挥机构，组织、协调、指挥突发事件应对工作。

上级人民政府主管部门应当在各自职责范围内，指导、协助下级人民政府及其相应部门做好有关突发事件的应对工作。

第九条 国务院和县级以上地方各级人民政府是突发事件应对工作的行政领导机关，其办事机构及具体职责由国务院规定。

第十条 有关人民政府及其部门作出的应对突发事件的决定、命令，应当及时公布。

第十一条 有关人民政府及其部门采取的应对突发事件的措施，应当与突发事件可能造成的社会危害的性质、程度和范围相适应；有多种措施可供选择的，应当选择有利于最大程度地保护公民、法人和其他组织权益的措施。

公民、法人和其他组织有义务参与突发事件应对工作。

第十二条 有关人民政府及其部门为应对突发事件，可以征用单位和个人的财产。被征用的财产在使用完毕或者突发事件应急处置工作结束后，应当及时返还。财产被征用或者征用后毁损、灭失的，应当给予补偿。

第十三条　因采取突发事件应对措施，诉讼、行政复议、仲裁活动不能正常进行的，适用有关时效中止和程序中止的规定，但法律另有规定的除外。

第十四条　中国人民解放军、中国人民武装警察部队和民兵组织依照本法和其他有关法律、行政法规、军事法规的规定以及国务院、中央军事委员会的命令，参加突发事件的应急救援和处置工作。

第十五条　中华人民共和国政府在突发事件的预防、监测与预警、应急处置与救援、事后恢复与重建等方面，同外国政府和有关国际组织开展合作与交流。

第十六条　县级以上人民政府作出应对突发事件的决定、命令，应当报本级人民代表大会常务委员会备案；突发事件应急处置工作结束后，应当向本级人民代表大会常务委员会作出专项工作报告。

第二章　预防与应急准备

第十七条　国家建立健全突发事件应急预案体系。

国务院制定国家突发事件总体应急预案，组织制定国家突发事件专项应急预案；国务院有关部门根据各自的职责和国务院相关应急预案，制定国家突发事件部门应急预案。

地方各级人民政府和县级以上地方各级人民政府有关部门根据有关法律、法规、规章、上级人民政府及其有关部门的应急预案以及本地区的实际情况，制定相应的突发事件应急预案。

应急预案制定机关应当根据实际需要和情势变化，适时修订应急预案。应急预案的制定、修订程序由国务院规定。

第十八条　应急预案应当根据本法和其他有关法律、法规的规定，针对突发事件的性质、特点和可能造成的社会危害，具体规定突发事件应急管理工作的组织指挥体系与职责和突发事件的预防与预警机制、处置程序、应急保障措施以及事后恢复与重建措施等内容。

第十九条　城乡规划应当符合预防、处置突发事件的需要，统筹安排应对突发事件所必需的设备和基础设施建设，合理确定应急避难场所。

第二十条　县级人民政府应当对本行政区域内容易引发自然灾害、事故灾难和公共卫生事件的危险源、危险区域进行调查、登记、风险评估，定期进行检查、监控，并责令有关单位采取安全防范措施。

省级和设区的市级人民政府应当对本行政区域内容易引发特别重大、重大突发事件的危险源、危险区域进行调查、登记、风险评估，组织进行检查、监控，并责令有关单位采取安全防范措施。

县级以上地方各级人民政府按照本法规定登记的危险源、危险区域，应当按照国家规定及时向社会公布。

第二十一条 县级人民政府及其有关部门、乡级人民政府、街道办事处、居民委员会、村民委员会应当及时调解处理可能引发社会安全事件的矛盾纠纷。

第二十二条 所有单位应当建立健全安全管理制度，定期检查本单位各项安全防范措施的落实情况，及时消除事故隐患；掌握并及时处理本单位存在的可能引发社会安全事件的问题，防止矛盾激化和事态扩大；对本单位可能发生的突发事件和采取安全防范措施的情况，应当按照规定及时向所在地人民政府或者人民政府有关部门报告。

第二十三条 矿山、建筑施工单位和易燃易爆物品、危险化学品、放射性物品等危险物品的生产、经营、储运、使用单位，应当制定具体应急预案，并对生产经营场所、有危险物品的建筑物、构筑物及周边环境开展隐患排查，及时采取措施消除隐患，防止发生突发事件。

第二十四条 公共交通工具、公共场所和其他人员密集场所的经营单位或者管理单位应当制定具体应急预案，为交通工具和有关场所配备报警装置和必要的应急救援设备、设施，注明其使用方法，并显著标明安全撤离的通道、路线，保证安全通道、出口的畅通。

有关单位应当定期检测、维护其报警装置和应急救援设备、设施，使其处于良好状态，确保正常使用。

第二十五条 县级以上人民政府应当建立健全突发事件应急管理培训制度，对人民政府及其有关部门负有处置突发事件职责的工作人员定期进行培训。

第二十六条 县级以上人民政府应当整合应急资源，建立或者确定综合性应急救援队伍。人民政府有关部门可以根据实际需要设立专业应急救援队伍。

县级以上人民政府及其有关部门可以建立由成年志愿者组成的应急救援队伍。单位应当建立由本单位职工组成的专职或者兼职应急救援队伍。

县级以上人民政府应当加强专业应急救援队伍与非专业应急救援队伍的合作，联合培训、联合演练，提高合成应急、协同应急的能力。

第二十七条 国务院有关部门、县级以上地方各级人民政府及其有关部门、有关单位应当为专业应急救援人员购买人身意外伤害保险，配备必要的防护装备和器材，减少应急救援人员的人身风险。

第二十八条　中国人民解放军、中国人民武装警察部队和民兵组织应当有计划地组织开展应急救援的专门训练。

第二十九条　县级人民政府及其有关部门、乡级人民政府、街道办事处应当组织开展应急知识的宣传普及活动和必要的应急演练。

居民委员会、村民委员会、企业事业单位应当根据所在地人民政府的要求，结合各自的实际情况，开展有关突发事件应急知识的宣传普及活动和必要的应急演练。

新闻媒体应当无偿开展突发事件预防与应急、自救与互救知识的公益宣传。

第三十条　各级各类学校应当把应急知识教育纳入教学内容，对学生进行应急知识教育，培养学生的安全意识和自救与互救能力。

教育主管部门应当对学校开展应急知识教育进行指导和监督。

第三十一条　国务院和县级以上地方各级人民政府应当采取财政措施，保障突发事件应对工作所需经费。

第三十二条　国家建立健全应急物资储备保障制度，完善重要应急物资的监管、生产、储备、调拨和紧急配送体系。

设区的市级以上人民政府和突发事件易发、多发地区的县级人民政府应当建立应急救援物资、生活必需品和应急处置装备的储备制度。

县级以上地方各级人民政府应当根据本地区的实际情况，与有关企业签订协议，保障应急救援物资、生活必需品和应急处置装备的生产、供给。

第三十三条　国家建立健全应急通信保障体系，完善公用通信网，建立有线与无线相结合、基础电信网络与机动通信系统相配套的应急通信系统，确保突发事件应对工作的通信畅通。

第三十四条　国家鼓励公民、法人和其他组织为人民政府应对突发事件工作提供物资、资金、技术支持和捐赠。

第三十五条　国家发展保险事业，建立国家财政支持的巨灾风险保险体系，并鼓励单位和公民参加保险。

第三十六条　国家鼓励、扶持具备相应条件的教学科研机构培养应急管理专门人才，鼓励、扶持教学科研机构和有关企业研究开发用于突发事件预防、监测、预警、应急处置与救援的新技术、新设备和新工具。

第三章　监测与预警

第三十七条　国务院建立全国统一的突发事件信息系统。

县级以上地方各级人民政府应当建立或者确定本地区统一的突发事件信息系统，汇集、储存、分析、传输有关突发事件的信息，并与上级人民政府及其有关部门、下级人民政府及其有关部门、专业机构和监测网点的突发事件信息系统实现互联互通，加强跨部门、跨地区的信息交流与情报合作。

第三十八条 县级以上人民政府及其有关部门、专业机构应当通过多种途径收集突发事件信息。

县级人民政府应当在居民委员会、村民委员会和有关单位建立专职或者兼职信息报告员制度。

获悉突发事件信息的公民、法人或者其他组织，应当立即向所在地人民政府、有关主管部门或者指定的专业机构报告。

第三十九条 地方各级人民政府应当按照国家有关规定向上级人民政府报送突发事件信息。县级以上人民政府有关主管部门应当向本级人民政府相关部门通报突发事件信息。专业机构、监测网点和信息报告员应当及时向所在地人民政府及其有关主管部门报告突发事件信息。

有关单位和人员报送、报告突发事件信息，应当做到及时、客观、真实，不得迟报、谎报、瞒报、漏报。

第四十条 县级以上地方各级人民政府应当及时汇总分析突发事件隐患和预警信息，必要时组织相关部门、专业技术人员、专家学者进行会商，对发生突发事件的可能性及其可能造成的影响进行评估；认为可能发生重大或者特别重大突发事件的，应当立即向上级人民政府报告，并向上级人民政府有关部门、当地驻军和可能受到危害的毗邻或者相关地区的人民政府通报。

第四十一条 国家建立健全突发事件监测制度。

县级以上人民政府及其有关部门应当根据自然灾害、事故灾难和公共卫生事件的种类和特点，建立健全基础信息数据库，完善监测网络，划分监测区域，确定监测点，明确监测项目，提供必要的设备、设施，配备专职或者兼职人员，对可能发生的突发事件进行监测。

第四十二条 国家建立健全突发事件预警制度。

可以预警的自然灾害、事故灾难和公共卫生事件的预警级别，按照突发事件发生的紧急程度、发展势态和可能造成的危害程度分为一级、二级、三级和四级，分别用红色、橙色、黄色和蓝色标示，一级为最高级别。

预警级别的划分标准由国务院或者国务院确定的部门制定。

第四十三条　可以预警的自然灾害、事故灾难或者公共卫生事件即将发生或者发生的可能性增大时，县级以上地方各级人民政府应当根据有关法律、行政法规和国务院规定的权限和程序，发布相应级别的警报，决定并宣布有关地区进入预警期，同时向上一级人民政府报告，必要时可以越级上报，并向当地驻军和可能受到危害的毗邻或者相关地区的人民政府通报。

第四十四条　发布三级、四级警报，宣布进入预警期后，县级以上地方各级人民政府应当根据即将发生的突发事件的特点和可能造成的危害，采取下列措施：

（一）启动应急预案；

（二）责令有关部门、专业机构、监测网点和负有特定职责的人员及时收集、报告有关信息，向社会公布反映突发事件信息的渠道，加强对突发事件发生、发展情况的监测、预报和预警工作；

（三）组织有关部门和机构、专业技术人员、有关专家学者，随时对突发事件信息进行分析评估，预测发生突发事件可能性的大小、影响范围和强度以及可能发生的突发事件的级别；

（四）定时向社会发布与公众有关的突发事件预测信息和分析评估结果，并对相关信息的报道工作进行管理；

（五）及时按照有关规定向社会发布可能受到突发事件危害的警告，宣传避免、减轻危害的常识，公布咨询电话。

第四十五条　发布一级、二级警报，宣布进入预警期后，县级以上地方各级人民政府除采取本法第四十四条规定的措施外，还应当针对即将发生的突发事件的特点和可能造成的危害，采取下列一项或者多项措施：

（一）责令应急救援队伍、负有特定职责的人员进入待命状态，并动员后备人员做好参加应急救援和处置工作的准备；

（二）调集应急救援所需物资、设备、工具，准备应急设施和避难场所，并确保其处于良好状态、随时可以投入正常使用；

（三）加强对重点单位、重要部位和重要基础设施的安全保卫，维护社会治安秩序；

（四）采取必要措施，确保交通、通信、供水、排水、供电、供气、供热等公共设施的安全和正常运行；

（五）及时向社会发布有关采取特定措施避免或者减轻危害的建议、劝告；

（六）转移、疏散或者撤离易受突发事件危害的人员并予以妥善安置，转移重要财产；

（七）关闭或者限制使用易受突发事件危害的场所，控制或者限制容易导致危害扩大的公共场所的活动；

（八）法律、法规、规章规定的其他必要的防范性、保护性措施。

第四十六条 对即将发生或者已经发生的社会安全事件，县级以上地方各级人民政府及其有关主管部门应当按照规定向上一级人民政府及其有关主管部门报告，必要时可以越级上报。

第四十七条 发布突发事件警报的人民政府应当根据事态的发展，按照有关规定适时调整预警级别并重新发布。

有事实证明不可能发生突发事件或者危险已经解除的，发布警报的人民政府应当立即宣布解除警报，终止预警期，并解除已经采取的有关措施。

第四章　应急处置与救援

第四十八条 突发事件发生后，履行统一领导职责或者组织处置突发事件的人民政府应当针对其性质、特点和危害程度，立即组织有关部门，调动应急救援队伍和社会力量，依照本章的规定和有关法律、法规、规章的规定采取应急处置措施。

第四十九条 自然灾害、事故灾难或者公共卫生事件发生后，履行统一领导职责的人民政府可以采取下列一项或者多项应急处置措施：

（一）组织营救和救治受害人员，疏散、撤离并妥善安置受到威胁的人员以及采取其他救助措施；

（二）迅速控制危险源，标明危险区域，封锁危险场所，划定警戒区，实行交通管制以及其他控制措施；

（三）立即抢修被损坏的交通、通信、供水、排水、供电、供气、供热等公共设施，向受到危害的人员提供避难场所和生活必需品，实施医疗救护和卫生防疫以及其他保障措施；

（四）禁止或者限制使用有关设备、设施，关闭或者限制使用有关场所，中止人员密集的活动或者可能导致危害扩大的生产经营活动以及采取其他保护措施；

（五）启用本级人民政府设置的财政预备费和储备的应急救援物资，必要时调用其他急需物资、设备、设施、工具；

（六）组织公民参加应急救援和处置工作，要求具有特定专长的人员提供服务；

（七）保障食品、饮用水、燃料等基本生活必需品的供应；

（八）依法从严惩处囤积居奇、哄抬物价、制假售假等扰乱市场秩序的行为，稳定市场价格，维护市场秩序；

（九）依法从严惩处哄抢财物、干扰破坏应急处置工作等扰乱社会秩序的行为，维护社会治安；

（十）采取防止发生次生、衍生事件的必要措施。

第五十条 社会安全事件发生后，组织处置工作的人民政府应当立即组织有关部门并由公安机关针对事件的性质和特点，依照有关法律、行政法规和国家其他有关规定，采取下列一项或者多项应急处置措施：

（一）强制隔离使用器械相互对抗或者以暴力行为参与冲突的当事人，妥善解决现场纠纷和争端，控制事态发展；

（二）对特定区域内的建筑物、交通工具、设备、设施以及燃料、燃气、电力、水的供应进行控制；

（三）封锁有关场所、道路，查验现场人员的身份证件，限制有关公共场所内的活动；

（四）加强对易受冲击的核心机关和单位的警卫，在国家机关、军事机关、国家通讯社、广播电台、电视台、外国驻华使领馆等单位附近设置临时警戒线；

（五）法律、行政法规和国务院规定的其他必要措施。

严重危害社会治安秩序的事件发生时，公安机关应当立即依法出动警力，根据现场情况依法采取相应的强制性措施，尽快使社会秩序恢复正常。

第五十一条 发生突发事件，严重影响国民经济正常运行时，国务院或者国务院授权的有关主管部门可以采取保障、控制等必要的应急措施，保障人民群众的基本生活需要，最大限度地减轻突发事件的影响。

第五十二条 履行统一领导职责或者组织处置突发事件的人民政府，必要时可以向单位和个人征用应急救援所需设备、设施、场地、交通工具和其他物资，请求其他地方人民政府提供人力、物力、财力或者技术支援，要求生产、供应生活必需品和应急救援物资的企业组织生产、保证供给，要求提供医疗、交通等公共服务的组织提供相应的服务。

履行统一领导职责或者组织处置突发事件的人民政府，应当组织协调运输经营单位，优先运送处置突发事件所需物资、设备、工具、应急救援人员和受到突发事件危害的人员。

第五十三条　履行统一领导职责或者组织处置突发事件的人民政府，应当按照有关规定统一、准确、及时发布有关突发事件事态发展和应急处置工作的信息。

第五十四条　任何单位和个人不得编造、传播有关突发事件事态发展或者应急处置工作的虚假信息。

第五十五条　突发事件发生地的居民委员会、村民委员会和其他组织应当按照当地人民政府的决定、命令，进行宣传动员，组织群众开展自救和互救，协助维护社会秩序。

第五十六条　受到自然灾害危害或者发生事故灾难、公共卫生事件的单位，应当立即组织本单位应急救援队伍和工作人员营救受害人员，疏散、撤离、安置受到威胁的人员，控制危险源，标明危险区域，封锁危险场所，并采取其他防止危害扩大的必要措施，同时向所在地县级人民政府报告；对因本单位的问题引发的或者主体是本单位人员的社会安全事件，有关单位应当按照规定上报情况，并迅速派出负责人赶赴现场开展劝解、疏导工作。

突发事件发生地的其他单位应当服从人民政府发布的决定、命令，配合人民政府采取的应急处置措施，做好本单位的应急救援工作，并积极组织人员参加所在地的应急救援和处置工作。

第五十七条　突发事件发生地的公民应当服从人民政府、居民委员会、村民委员会或者所属单位的指挥和安排，配合人民政府采取的应急处置措施，积极参加应急救援工作，协助维护社会秩序。

第五章　事后恢复与重建

第五十八条　突发事件的威胁和危害得到控制或者消除后，履行统一领导职责或者组织处置突发事件的人民政府应当停止执行依照本法规定采取的应急处置措施，同时采取或者继续实施必要措施，防止发生自然灾害、事故灾难、公共卫生事件的次生、衍生事件或者重新引发社会安全事件。

第五十九条　突发事件应急处置工作结束后，履行统一领导职责的人民政府应当立即组织对突发事件造成的损失进行评估，组织受影响地区尽快恢复生产、生活、工作和社会秩序，制定恢复重建计划，并向上一级人民政府报告。

受突发事件影响地区的人民政府应当及时组织和协调公安、交通、铁路、民航、邮电、建设等有关部门恢复社会治安秩序，尽快修复被损坏的交通、通信、供水、排水、供电、供气、供热等公共设施。

第六十条　受突发事件影响地区的人民政府开展恢复重建工作需要上一级人

民政府支持的，可以向上一级人民政府提出请求。上一级人民政府应当根据受影响地区遭受的损失和实际情况，提供资金、物资支持和技术指导，组织其他地区提供资金、物资和人力支援。

第六十一条　国务院根据受突发事件影响地区遭受损失的情况，制定扶持该地区有关行业发展的优惠政策。

受突发事件影响地区的人民政府应当根据本地区遭受损失的情况，制定救助、补偿、抚慰、抚恤、安置等善后工作计划并组织实施，妥善解决因处置突发事件引发的矛盾和纠纷。

公民参加应急救援工作或者协助维护社会秩序期间，其在本单位的工资待遇和福利不变；表现突出、成绩显著的，由县级以上人民政府给予表彰或者奖励。

县级以上人民政府对在应急救援工作中伤亡的人员依法给予抚恤。

第六十二条　履行统一领导职责的人民政府应当及时查明突发事件的发生经过和原因，总结突发事件应急处置工作的经验教训，制定改进措施，并向上一级人民政府提出报告。

第六章　法律责任

第六十三条　地方各级人民政府和县级以上各级人民政府有关部门违反本法规定，不履行法定职责的，由其上级行政机关或者监察机关责令改正；有下列情形之一的，根据情节对直接负责的主管人员和其他直接责任人员依法给予处分：

（一）未按规定采取预防措施，导致发生突发事件，或者未采取必要的防范措施，导致发生次生、衍生事件的；

（二）迟报、谎报、瞒报、漏报有关突发事件的信息，或者通报、报送、公布虚假信息，造成后果的；

（三）未按规定及时发布突发事件警报、采取预警期的措施，导致损害发生的；

（四）未按规定及时采取措施处置突发事件或者处置不当，造成后果的；

（五）不服从上级人民政府对突发事件应急处置工作的统一领导、指挥和协调的；

（六）未及时组织开展生产自救、恢复重建等善后工作的；

（七）截留、挪用、私分或者变相私分应急救援资金、物资的；

（八）不及时归还征用的单位和个人的财产，或者对被征用财产的单位和个人不按规定给予补偿的。

第六十四条　有关单位有下列情形之一的，由所在地履行统一领导职责的人民政府责令停产停业，暂扣或者吊销许可证或者营业执照，并处五万元以上二十万元以下的罚款；构成违反治安管理行为的，由公安机关依法给予处罚：

（一）未按规定采取预防措施，导致发生严重突发事件的；

（二）未及时消除已发现的可能引发突发事件的隐患，导致发生严重突发事件的；

（三）未做好应急设备、设施日常维护、检测工作，导致发生严重突发事件或者突发事件危害扩大的；

（四）突发事件发生后，不及时组织开展应急救援工作，造成严重后果的。

前款规定的行为，其他法律、行政法规规定由人民政府有关部门依法决定处罚的，从其规定。

第六十五条 违反本法规定，编造并传播有关突发事件事态发展或者应急处置工作的虚假信息，或者明知是有关突发事件事态发展或者应急处置工作的虚假信息而进行传播的，责令改正，给予警告；造成严重后果的，依法暂停其业务活动或者吊销其执业许可证；负有直接责任的人员是国家工作人员的，还应当对其依法给予处分；构成违反治安管理行为的，由公安机关依法给予处罚。

第六十六条 单位或者个人违反本法规定，不服从所在地人民政府及其有关部门发布的决定、命令或者不配合其依法采取的措施，构成违反治安管理行为的，由公安机关依法给予处罚。

第六十七条 单位或者个人违反本法规定，导致突发事件发生或者危害扩大，给他人人身、财产造成损害的，应当依法承担民事责任。

第六十八条 违反本法规定，构成犯罪的，依法追究刑事责任。

第七章　附　则

第六十九条 发生特别重大突发事件，对人民生命财产安全、国家安全、公共安全、环境安全或者社会秩序构成重大威胁，采取本法和其他有关法律、法规、规章规定的应急处置措施不能消除或者有效控制、减轻其严重社会危害，需要进入紧急状态的，由全国人民代表大会常务委员会或者国务院依照宪法和其他有关法律规定的权限和程序决定。

紧急状态期间采取的非常措施，依照有关法律规定执行或者由全国人民代表大会常务委员会另行规定。

第七十条 本法自2007年11月1日起施行。

附录二

公共应急（服务）电话

公安报警	110
火警	119
医疗急救	120
交通事故	122
森林火警	95119
高速公路报警	12122
天气预报	12121
消费者投诉举报专线	12315
建设事业服务热线	12319
卫生热线	12320
食品药品安全投诉电话	12331
社会保障热线	12333
市长公开电话	12345
法律援助热线	12348
安全生产举报	12350
物价举报	12358
质监举报	12365
环保热线	12369
海上搜救与事故报警	12395
供电服务热线	95598
外交部全球领事保护与服务应急呼救中心	12308

附录三

世界各国急救求助电话

美国
紧急求援电话：911
阿根廷
医疗急救：107
澳大利亚
火警、匪警、急救电话：000
埃及
医疗急救：123
坦桑尼亚
救护电话：112
南非
急救服务电话：999或10177
赞比亚
紧急事故及火警：999
救护车：251200
法国
救护车：15
急症医生中心：0147077777
葡萄牙
应急电话：112
荷兰
急救电话：112
意大利/奥地利
急救电话：144

英国/爱尔兰
报警电话：999（报案、火灾、急救等）
德国
急救、火警电话：112
希腊
紧急救护电话：166
瑞典
急救、火警、匪警电话：112
瑞士
医疗急救：144
西班牙
紧急救援电话：112
匈牙利
急救电话：104
冰岛
救援电话：112
中国
报警电话：110
火警电话：119
急救电话：120
日本
火灾、急症的急救电话：119
韩国
火警、救护车电话：119
泰国
急救中心：1691
医疗救助：1669

附录四

气象灾害预警信号

蓝色预警标识

黄色预警标识

橙色预警标识

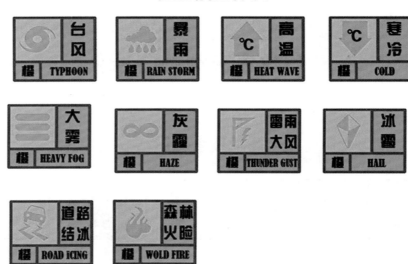

红色预警标识

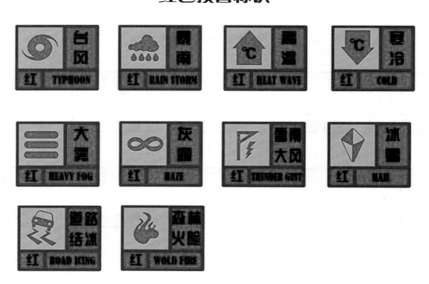

附录五

安全警示标识

 禁止吸烟

 禁止烟火

 禁止合闸

 注意安全

 当心火灾

 当心绊倒

 禁止转动

 禁止攀登

 禁止通行

 当心触电

 当心电缆

 当心机械伤人

 禁止入内

 禁止停留

 禁止乘人

 当心伤手

 当心扎脚

 当心吊物

 禁止跨越

 禁止抛物

 禁止戴手套

 当心坠落

 当心落物

 当心坑洞

 当心塌方

 当心滑跌

 必须戴防护眼镜

 必须戴防毒面具

 必须戴防尘口罩

 必须戴护耳器

 必须戴安全帽

 必须系安全带

附录六

应急避难场所标识

 应急垃圾存放

 应急水源

 应急停车场

 应急停机坪

 应急炊事

 应急监控

 应急广播

 应急保卫

 应急避险

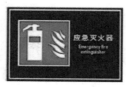 应急灭火器

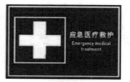 应急医疗救护

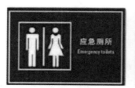 应急厕所

 应急供水

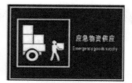 应急物资供应

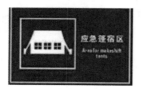 应急篷宿区

附录七

人爱&科洛急救箱（包）介绍

一、安全生产系列

产品应用方向：用于发生意外伤害时的应急医疗处理；适用于工厂车间、高校实验室、办公室等场所，也适用于商场、社区等人员密集型场所。用于公共人群受伤时的临时医疗处理；适用于学校、宾馆、商场、社区等人员密集型场所。

内装物品：碘伏消毒液、医用酒精棉片、医用纱布、卡扣式止血带、三角绷带、医用弹性绷带、自粘弹性绷带、弹力帽、医用透气胶带、医用敷贴、创可贴、安全别针、医用烧伤敷料、瞬冷冰袋、体温计、呼吸面罩、圆头剪刀、急救毯、敷料镊子、自吸过滤式防颗粒物口罩、救生哨、手电筒、多功能军刀、应急救援绳、急救手册、售后服务卡、健康急救卡、急救知识光盘等。

ZE-L-006A 小型急救箱

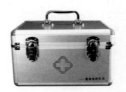
ZE-L-007A 中型急救箱

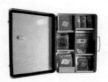
BC-T-001A 壁挂式急救箱

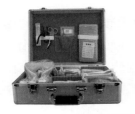
ZS-L-004A 急救箱普及型

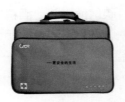
ZE-N-002A 综合急救包

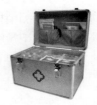
ZS-L-014A 大型急救箱

二、防灾应急系列

产品应用方向：人员配备，礼品福利。

内装物品：碘伏消毒液、医用酒精棉片、医用纱布块、医用弹性绷带、医用透气胶带、三角绷带、创可贴、医用敷贴、烧伤敷料、卡扣式止血带、安全别针、一次性使用医用橡胶检查手套、急救毯、自吸过滤式防颗粒物口罩、一次性雨衣、圆头剪刀、逃生绳、灭火毯、多功能手电筒（含电池）、多功能折叠铲、收音机、防滑手套、高频救生哨、指北针、密封袋、急救手册、健康急救卡、售后服务卡、外包配置清单等。

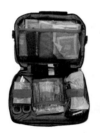

ZE-N-001A
应急生存包

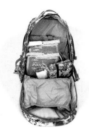

ZS-N-007A
防灾应急双肩包

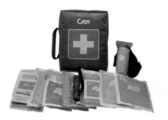

YE-N-003A
标准急救包

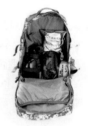

ZS-N-007C
地震应急包
零售价826元/套

三、家庭护理系列

产品应用方向：应用于日常生活中磕碰伤、割伤、烧烫伤的个人护理。适用于个人、家庭常备护理品及出游等场合。

内装物品：医用酒精棉片、碘伏消毒液、酒精棉球、清洁湿巾、乳胶管止血带、医用纱布块、医用敷贴、创可贴、医用弹性绷带、三角绷带、弹力帽、安全别针、湿冷冰袋、降温贴、体温计、敷料镊子、一次性使用医用橡胶检查手套、安全剪刀、呼吸面罩、手电筒（含电池）、自备药盒、急救手册、健康急救卡、售后服务卡、急救知识光盘、配置清单等。

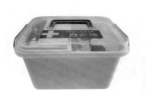
JE-S-016A
家庭护理盒

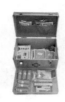
ZS-L-014C
家庭急救箱

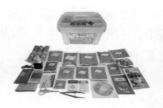
JS-S-022A
家庭医疗箱

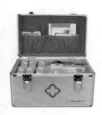
ZE-L-007B
家庭急救箱

四、车用急救系列

产品应用方向：应用于交通事故的紧急救护，作为礼品赠送和市场服务活动促销等。适用于私家车、公车、校车等各类汽车服务店和汽车整机厂。

内装物品：碘伏消毒液、医用酒精棉片、清洁湿巾、医用纱布块、医用敷贴、医用透气胶带、医用弹性绷带、乳胶管、止血带、创可贴、降温贴、敷料、镊子、急救毯、多功能军刀、防滑手套、拖车绳、安全锤、胎压笔、售后服务卡、健康急救卡、外包配置清单等。

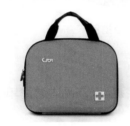
CS-N-019A 车用工
具医疗硬包

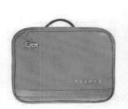
CE-N-008A
车载应急包

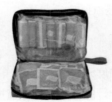
CE-N-020A
便携包

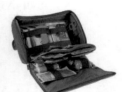
CS-N-005A
豪华包

五、便携护理系列

产品应用方向：应用于个人及家庭的随身健康护理。适用于个人及家庭外出、团体出游及公司发放福利等场合。

内装物品：碘伏消毒液、医用酒精棉片、清洁湿巾、医用纱布块、医用弹性绷带、医用透气胶带、三角绷带、医用敷贴、创可贴、安全剪刀、高频救生哨、手电筒（含电池）、急救手册、健康急救卡、售后服务卡、外包配置清单等。

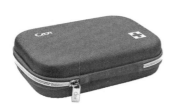

JE-N-013A 便携硬包

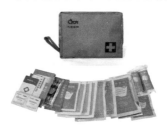

JE-N-020A 便携包

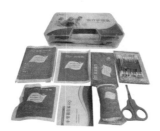

JC-S-014A 迷你护理

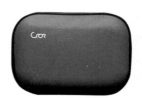

JE-P-015A 便携包

特此声明：本书展示的部分急救箱、急救包产品、内装物品以产品内装清单为准，详情请登录人爱救护官网和关注微信公众号了解。

扫码订购急救箱（包）
订购电话：023-67510681 63865070

应急救护培训公益大行动

当你和家人以及身边的人生命危在旦夕之时，如果你会急救技术，那么短短几分钟就能挽救一条垂危的生命。掌握应急救护技能是现代人的基本要求。为让更多的市民学习应急救护知识，掌握自救互救技能，人爱应急救护培训公司联合重庆市相关部门共同开展应急救护"千人免培计划"公益大行动。通过技能培训让更多的人学会心肺复苏、人工呼吸、止血、包扎等技术，有效保护自己和他人的生命安全。

凡订购急救包均可免费参加急救培训，经考核合格发给应急救护合格证和急救基金会员证。急救基金是经重庆市红十字基金会批准设立的公益性基金，基金主要由人爱应急救护培训公司捐资。重庆市民持《急救基金会员证》在有效期内如因见义勇为或发生重大交通事故受伤住院无力承担医疗费者，可向重庆市红十字基金会急救基金申请医疗救助。关注微信公众号，可详细了解急救培训和急救基金救助的相关事项。急救基金解释权归重庆市红十字基金会和人爱应急救护培训公司。

报名热线：023-67510681 63865070
培训机构：人爱应急救护培训公司
网　　址：WWW.ricpr.cn
地　　址：重庆市渝中区上清寺路9号互联网产业园21-C

扫码关注有惊喜
交通事故有保障

后 记

常言道："天有不测风云，人有旦夕祸福。"

在现实生活中，各种灾难和突发事件让人防不胜防。例如：地震、洪水、暴雪、泥石流、爆炸、车祸、火灾、触电、坍塌等时有发生，并给人类造成财产损失和生命伤害。可见，在灾难面前，人类是多么的渺小和微不足道的。虽然自然灾害无法阻挡、意外事故难以预料，但在灾难袭来之时，我们可以通过自救互救的方法来减少伤亡和灾害带来的损失。

特别是在交通日益发达的今天，汽车广泛进入普通人家，人们在享受着交通便捷的幸福生活之时，难免会遭遇突发的车祸伤害。据统计，交通事故造成的人员伤亡数量仅次于战争和武装冲突。频繁发生的交通事故，使驾乘人员成为主要受害者，那一次次血的代价是一声声对生命的呼唤！

为帮助重庆市民学习应急救护知识，特别是做好机动车驾驶员救护培训工作，我们组织相关专家编写出版了这本《应急救护培训》读本。本书在编写过程中，得到了重庆医科大学附属第一医院、重庆人爱应急救护培训公司等单位和多位专家的大力支持，重庆市应急管理局副局长何建平欣然为本书写序，在此，一并表示感谢！

本书的出版，对开展全民应急救护培训工作以及普及应急救护知识，将起到积极的推动作用。

由于编写水平有限，书中不足之处，恳请读者批评指正。

编 者
2019年9月